慢性阻塞性肺疾病的
临床策略手册

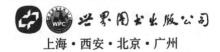

上海·西安·北京·广州

图书在版编目(CIP)数据

慢性阻塞性肺疾病的临床策略手册 / 朱惠莉主编.
—上海：上海世界图书出版公司，2020.8
ISBN 978-7-5192-7656-0

Ⅰ.①慢… Ⅱ.①朱… Ⅲ.①慢性病-阻塞性肺疾病
-诊疗-手册 Ⅳ.①R563.9-62

中国版本图书馆 CIP 数据核字(2020)第 119073 号

书　　名　慢性阻塞性肺疾病的临床策略手册
　　　　　　Manxing Zusexing Feijibing de Linchuang Celüe Shouce
主　　编　朱惠莉
审　　阅　周　新
责任编辑　李　晶
装帧设计　南京展望文化发展有限公司
出版发行　上海世界图书出版公司
地　　址　上海市广中路 88 号 9－10 楼
邮　　编　200083
网　　址　http://www.wpcsh.com
经　　销　新华书店
印　　刷　上海景条印刷有限公司
开　　本　890mm×1240mm　1/32
印　　张　4.125
字　　数　100 千字
版　　次　2020 年 8 月第 1 版　2020 年 8 月第 1 次印刷
书　　号　ISBN 978-7-5192-7656-0/R·558
定　　价　35.00 元

版权所有　翻印必究
如发现印装质量问题,请与印刷厂联系
(质检科电话：021－59815625)

编 委 名 单

主　　编　朱惠莉

审　　阅　周　新

副 主 编　(按姓氏汉语拼音排序)

　　　　　韩锋锋　杭晶卿　徐　凌

　　　　　张　静　周　敏　周伊南

编　　者　(按姓氏汉语拼音排序)

　　　　　曹惠芳　复旦大学附属华山医院静安分院

　　　　　葛海燕　复旦大学附属华东医院

　　　　　韩锋锋　上海交通大学附属新华医院

　　　　　杭晶卿　上海市普陀人民医院

　　　　　徐　凌　上海交通大学附属第六人民医院

　　　　　张锋英　上海市普陀人民医院

　　　　　张　静　复旦大学附属中山医院

　　　　　周　敏　上海交通大学附属瑞金医院

　　　　　周　新　上海交通大学附属第一人民医院

　　　　　周伊南　复旦大学附属华东医院

　　　　　朱惠莉　复旦大学附属华东医院

序 | Preface

　　有一种病，是我们经常看到的，它就是"十大死因"中的第三大"杀手"慢性阻塞性肺病，简称慢阻肺(COPD)，俗称"老慢支"。

　　据我国 2018 年最新的流行病学调查显示，我国 40 岁以上人群慢性阻塞性肺病的总患病率达 13.7%，患者已近 1 亿。慢阻肺带来的负担相当沉重。在我国城市人口十大死因中，呼吸疾病(主要是 COPD)居第四位，在农村居第三位，全国每年因 COPD 死亡的人数达 100 万以上，致残人数达 500 万～1 000万。随着发展中国家吸烟率的上升和高收入国家人口老龄化的影响，预计 COPD 的发病率将在未来 40 年内上升，到 2060 年每年可能有超过 540 万人死于 COPD 和相关疾病。根据世界卫生组织(WHO)的资料，COPD 的疾病负担将从 1990 年的第十二位上升到 2020 年的第五位，在中国的疾病负担有可能上升到第一位。

　　然而，慢阻肺的危害性在我国民众中尚未得到充分认识。吸烟是慢阻肺最主要的致病因素，而我国烟民人群庞大，并趋年轻化，绝大多数烟民对吸烟的危害不清楚，五成以上慢阻肺患者根本没意识到自己患病,肺功能检测尚未普及,在基层医疗单位绝大多数没有开展肺功能检查和慢阻肺筛查,仅有 20% 的患者接受规范化治疗……这些因素均导致慢阻肺的患病率和病死率日益增加。

　　每年的 11 月第 3 周的星期三是"世界慢阻肺日","慢阻肺日"的主题均为提醒世人认识慢阻肺这一疾病的严重性、危害性,尤其是慢阻肺规范化诊治措施的推广落实。由于慢阻肺为一持续进展的慢性气道疾病,慢阻肺的治疗是一个长期的过程,众多的慢阻肺患者治疗在各级医疗单位,尤其是社区基层医疗单位。为使相关医生的疾病处理水平达到应有的要求,较好地落实慢病的管理工作,我们编写了这本《慢性阻塞性肺疾病临床策略手册》,旨在为临床医生提供慢阻肺相关的规范处理知识,普及慢阻肺疾病控制水平,为疾病早诊早治、减少疾病负担、降低疾病死亡率出一份力。

　　这本手册的编写得到了大家的关心与帮助,多位呼吸领域的专家参与了撰稿,在此一并表示感谢!

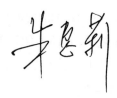

目 录 | Contents

第一章

慢性阻塞性肺疾病的
危险因素及预防策略

慢性阻塞性肺疾病(简称慢阻肺)的预防包含两个方面,即预防慢阻肺的发病和降低慢阻肺急性加重的风险从而预防急性加重。预防慢阻肺发病是希望实现慢阻肺的早防、早治,而预防慢阻肺急性加重是慢阻肺全球防治策略中强调的治疗和管理的主要长期目标。

一、慢阻肺发病的危险因素及预防发病

慢阻肺的发病是遗传与环境因素长期共同作用的结果。已知的遗传因素如 α_1 抗胰蛋白酶缺乏[1],主要发生在高加索人群,在我国罕有发生;还有荟萃分析种族亚组分析发现,GSTM1缺失基因多态性与所有种族的慢阻肺易感性密切相关,而GSTT1缺失基因多态性仅与亚洲慢阻肺患者相关。预防慢阻肺发病的措施主要有以下几种。

(一)戒烟
吸烟是慢阻肺最重要的环境危险因素,包括主动及被动吸烟。

现有的证据表明,吸烟者患慢阻肺的风险是不吸烟者的 2 倍[2],二手烟也可增加慢阻肺发病的风险[3]。另外,烟草烟雾会永久性损害青少年肺部,减缓肺部发育,增加成年后患慢阻肺的风险[4]。

戒烟是预防慢阻肺最重要的措施。诸多研究显示戒烟是最有效预防肺功能减退的措施,由医护人员及健康专家提供的戒烟咨询比患者单独戒烟显著增加成功率[5]。药物治疗和行为支持的结合可以提高戒烟率。戒烟药物包括尼古丁替代产品,如尼古丁胶、吸入剂、喷鼻剂、透皮贴剂、舌下含片或者糖浆等,以及非尼古丁替代药物,主要为伐尼克兰、安非他酮和去甲替林,都能增加长期戒烟率,但都属于整个戒烟疗法中的一部分而不作为单独应用。使用药物戒烟需注意药物的禁忌证和不良反应,如尼古丁可引起心率增快、血压增高等,近期发作心肌梗死或卒中是其禁忌证。

不建议使用电子烟作为戒烟手段。有数据表明,电子烟会诱发青少年哮喘或呼吸道刺激反应等肺部伤害,同时会向室内释放可吸入的颗粒物、尼古丁和致癌物质,进一步损害人体健康[6]。"五步戒烟法"(表 1 - 1)提供了一个有用的策略框架。除个体戒烟方法外,制定禁烟法规也是有效提高戒烟率,并减少二手烟暴露风险的方法。

表 1 - 1　五 步 戒 烟 法

步骤	方　　　　法
询问	在每次访视时系统询问发现吸烟者:建立一个工作系统用以保证对每一位患者在每一次就诊时都询问烟草使用情况并登记
建议	强烈地建议所有吸烟者戒烟:用清晰的、强烈的及个体化的方式劝说每一位吸烟者戒烟

续　表

步骤	方　　法
评估	了解戒烟意愿以及愿意戒烟的理由：询问每一个吸烟者这段时间（例如30 天内）是否愿意戒烟
协助	帮助患者戒烟：协助患者制订一个戒烟计划，提供戒烟咨询；提供治疗中的社会支持；帮助患者得到治疗之外的社会支持；除了特殊情况，推荐使用合适的药物；提供替代治疗
计划	制订随后的联系计划：包括面对面或通过电话联系

(二) 减少职业粉尘和化学物质的暴露

除吸烟外，可能导致慢阻肺发病的颗粒物暴露的情况还有很多，如职业粉尘和化学物质长期吸入等。加强职业安全培训，做好职业防护，优化工作环境，是减少职业暴露的必要手段。

(三) 减少室内生物燃料的暴露

多项研究表明，许多发展中国家的女性暴露于现代和传统燃料的室内生物量可能导致其易患慢阻肺[7]。制定消除能源贫困的政策将减轻女性慢性呼吸道疾病的负担，如减少生物燃料使用，改善居住环境，减少室内空气污染可减少慢阻肺发病。

(四) 避免接触室外悬浮微粒

我国学者研究发现与 PM 2.5≤35 $\mu g/m^3$ 的地区相比，PM 2.5 在 35～75 $\mu g/m^3$，>75 $\mu g/m^3$ 的地区慢阻肺患病率风险为 2.416 倍和 2.530 倍；和 PM 10≤50 $\mu g/m^3$ 的地区相比，PM 10 在 50～150 的地区慢阻肺患病率风险为 2.442 倍（1.449～4.117）。因此，建议在雾霾天气减少外出、避免接触室外的悬浮微粒。

（五）减少儿童时期严重呼吸道感染

出生时低体重[8]、婴幼儿时期肺部感染导致的肺发育不良[9]，儿童时期严重呼吸道感染[10-11]，均可能导致成年后慢阻肺发病危险增加。因而，完善孕前、孕期检查及婴幼儿预防接种，预防各类呼吸道感染、保障儿童健康发育可减少慢阻肺发病。

（六）其他因素

气道高反应[12]或长期哮喘[13]控制不佳，慢性支气管炎的气道高分泌状态[14]均可以增加慢阻肺发病风险，甚至有新的研究提出，HIV 感染[15]也与慢阻肺发病风险增加有关。针对这些危险因素，通过相应的手段，如做好哮喘患者的宣教与指导、更好地控制哮喘，加大 HIV 感染的管控力度、加强青少年性健康教育以减少 HIV 传播等，或许也是减少慢阻肺发病的方法。

二、慢阻肺急性加重的预防

慢阻肺急性加重的诱因，常见呼吸道感染（包括细菌和病毒）、大气污染（PM2.5）及环境温度变化、患者依从性差、未规律使用吸入制剂或使用方法不当、慢阻肺合并症尤其是心血管合并症的存在等。预防慢阻肺急性加重的措施可以归纳为以下几点。

（一）戒烟

戒烟对预防急性加重也非常必要。吸烟降低纤毛摆动频率，诱导鳞状化生，导致纤毛细胞数量减少，并增加杯状细胞和黏膜下黏液腺[16]的数量，可能是慢阻肺患者气道黏液分泌过多和清除受损、反复发生呼吸道感染的原因之一。

（二）疫苗

疫苗减少慢阻肺患者呼吸道感染或急性加重的风险是有证据支持的[17,18]。主要是流感疫苗和肺炎球菌疫苗，建议老年慢阻肺患者（年龄＞65 岁）或有心肺合并症的患者使用。

1. 流感疫苗

流感疫苗的应用可以减少慢阻肺患者发生严重的疾病（如需要住院的下呼吸道感染）和死亡。研究显示，接种疫苗患者的急性加重总次数比接受安慰剂患者显著下降。疫苗包括死菌疫苗和活菌疫苗，流感疫苗推荐使用灭活的病毒疫苗，由 3 种病毒组成，疾控部门每年根据流行病学监测结果进行菌株的调整，因而必须每年注射疫苗才能获得有效保护。接种流感疫苗的最佳时机是每年的流感流行季节开始前，在我国，冬、春季是每年的流感流行季节，因此，9 月份、10 月份是最佳接种时机。

2. 肺炎链球菌疫苗

所有年龄≥65 岁的患者推荐接种肺炎链球菌疫苗。目前使用的主要是"13 价共轭肺炎链球菌疫苗（PCV13）"和"23 价肺炎链球菌多糖疫苗（PPSV 23）"两种。PPSV23 也推荐有慢性心脏或肺部疾病重要共患疾病的慢阻肺患者使用。疫苗可降低慢阻肺急性加重的可能性，并且有中等程度的证据表明慢阻肺患者可从接种肺炎链球菌疫苗中获益。PPSV23 可以减少年龄＜65 岁、FEV_1＜40％预测值或有共患疾病（尤其是心脏并发症）慢阻肺患者社区获得性肺炎的发生率。接种疫苗达 2 年后的慢阻肺患者，PVC13 比 PPSV23 表现为至少相同或更大的免疫原性。

（三）落实患者教育，指导规律使用吸入药物

稳定期坚持规律吸入支气管扩张剂和糖皮质激素。在医生指导和监督下，选择适合每个患者病情的吸入制剂，坚持规律、正确使用。擅自减少药物剂量、使用频次或自行停药，都有可能诱发急性加重。

（四）小剂量阿奇霉素选择性应用

对于频繁急性加重的慢阻肺患者，给予小剂量阿奇霉素长期口服可减少急性加重次数及症状严重程度[19,20]。但研究显示，大环内酯类药物对目前正吸烟的患者效果不佳[21]。因此获得有效治疗结果的前提是选择合适的患者。临床常用的方案是阿奇霉素 500 mg×3 天/周或 250 mg/天口服，疗程 1 年。但长疗程应用阿奇霉素可能导致不良反应发生，包括耐药性问题、患者肝功能损害、心律失常、听力下降等，临床上应用时须慎重权衡利弊。

（五）抗氧化剂和黏液溶解剂

主要是 N-乙酰半胱氨酸和羧甲司坦，临床试验显示均能减少急性加重事件的发生[22,23]，而且 N-乙酰半胱氨酸被认为可改善急性加重期的炎症过程[24]，对于存在气道高分泌的慢阻肺患者可以选择。

（六）重视慢阻肺合并症的治疗

有数据显示房颤以及胃食管反流病增加慢阻肺急性加重的风险[25,26]，因而应重视这些合并症的存在，给予恰当的治疗，也是预防急性加重的策略之一。

（七）关注慢阻肺频繁急性加重表型

"慢阻肺频繁急性加重"大多被定义为"年急性加重次数≥2次"。有这一表型特点的慢阻肺患者，肺功能受损更严重，运动耐量和生活质量更差，合并症更常见，尤其是心血管疾病[27~29]，因而须给予更多的关注。

（八）加强康复、教育及自我管理

1. 肺康复

肺康复的定义为"基于整体患者评估，为患者量身打造的全面干预包括但不局限于运动训练、教育、自我管理干预，目的在于通过改变行为模式，改善慢性呼吸疾病患者的身体和精神状态，并促进长期坚持增强健康的行为"。

肺康复应该作为患者整体管理的一部分，通常包括一系列医疗专业人员，以确保优化覆盖各个方面。患者在登记之前应该进行仔细评估，包括患者目标的确认、特殊的医疗需求、吸烟状态、营养状态、自我管理能力、健康素养、心理健康状态、社会环境、并发症、运动能力和局限性。方案最好持续6~8周，现有的证据表明，将肺康复期延长至12周以上并无额外的益处。推荐每周进行至少2次指导下的运动训练，包括耐力训练、间歇训练、抗阻/力量训练；理想状态下，上下肢训练包括步行运动、灵活性、吸气肌训练和神经肌肉的电刺激也应该包括在内。所有的肺康复方案（内容、种类、频率和强度）应个体化，以达到最大的功能获益。肺康复是改善呼吸困难、健康状况和运动耐力的最有效的治疗策略。

肺康复适合于大多数慢阻肺患者，对不同严重度的慢阻肺患者都能改善运动能力和健康相关的生活质量,但中重度患者更明显。高碳酸血症呼吸衰竭的患者也可受益。急性加重患者肺康复效果数据有限,meta 分析显示近期有急性加重的患者(距上次住院≤2 周)肺康复可以降低再入院率和死亡率。

2. 自我管理和综合治疗

① 患者教育:患者教育通常是指由医护工作者为患者提供信息和建议导致患者行为方式改变。尽管加强患者知识是改变行为的重要一步,但是目前促进自我管理技巧的教育仍然不足。教育内容包括戒烟、正确使用吸入装置、早期识别急性加重、何时寻求帮助及外科干预等方面,这些内容通过自我管理干预能够更好地实现。个性化的教育和培训可能会使患者受益更多,因其可考虑到与患者个体有关的具体问题,旨在改善长期功能和适当的健康行为方式。这些都是在自我管理下解决的。② 自我管理:"慢阻肺自我管理干预是结构化的,同时也是个体化的,通常包含多种组分,目的在于促进、吸引和支持患者积极调整他们的健康行为,并提高技巧来更好地管理疾病。"这种方法要求患者与具有传授自我管理干预能力的医疗专业人员进行反复互动;自我管理干预包括对恶化的症状进行记录及讨论后的行动计划,可降低呼吸相关的住院率和全因住院率。③ 综合治疗方案:慢阻肺是一种复杂的疾病,需要多方面医务工作者紧密配合,综合性的治疗方案尽管没有改善死亡率,但可以改善很多临床终点,临床中需要根据患者的疾病严重度和健康素养给予个体化综合医疗。

在慢阻肺急性加重出院后仍存在再入院的风险,研究显示营养不良,骨质疏松,高血压,心力衰竭,缺血性心脏病,血糖控制不佳或呼吸道疾病的急性加重等都会引起再入院及死亡风险增加,因此加强对慢阻肺共病的认识和治疗也是预防慢阻肺再入院的必要措施。

(上海交通大学附属瑞金医院　周敏)

参考文献

[1] Stoller JK, Aboussouan LS. Alpha 1- antitrypsin deficiency [J]. Lancet, 2005, 365(9478): 2225 - 2236.

[2] Wang C, Xu J, Yang L, et al. Prevalence and risk factors of chronic obstructive pulmonary disease in China (the China Pulmonary Health [CPH] study): a national cross-sectional study. The Lancet, 2018.

[3] Yin P, Jiang CQ, Cheng KK, et al. Passive smoking exposure and risk of COPD among adults in China: the Guangzhou Biobank Cohort Study [J]. Lancet, 2007, 370(9589): 751 - 757.

[4] 中华人民共和国卫生部.中国吸烟危害健康报告.人民卫生出版社.2012.

[5] Stead LF, Buitrago D, Preciado N, et al. Physician advice for smoking cessation.[J]. Cochrane Database Syst Rev, 2013, 10(10): CD001008.

[6] 国际防痨和肺部疾病联合会.电子烟概述.2019.

[7] Assad NA, Balmes J, Mehta S, et al. Chronic obstructive pulmonary disease secondary to household air pollution.[J]. Seminars in Respiratory & Critical Care Medicine, 2015, 36(03): 408 - 421.

[8] Lawlor, DA. Association of birth weight with adult lung function: findings from the British Women's Heart and Health Study and a meta-analysis [J]. Thorax, 2005, 60(10): 851 - 858.

[9] 钟南山,刘又宁.呼吸病学[M].2版.北京:人民卫生出版社,2012: 543 - 545.

[10] Marco RD, Accordini S, Marcon A, et al. Risk Factors for Chronic Obstructive Pulmonary Disease in a European Cohort of Young Adults [J]. American Journal of Respiratory & Critical Care Medicine, 2011, 183(7): 897.

[11] Townend J, Minelli, Cosetta, Mortimer, Kevin, et al. The association between chronic airflow obstruction and poverty in 12 sites of the multinational

BOLD study[J]. European Respiratory Journal, 2017, 49(6): 1601880.

[12] Barker DJP, Godfrey KM, Fall C, et al. Relation Of Birth Weight And Childhood Respiratory Infection To Adult Lung Function And Death From Chronic Obstructive Airways Disease[J]. Bmj, 1991, 303(6804): 671 - 675.

[13] Silva GE, Sherrill DL, Guerra S, et al. Asthma as a Risk Factor for COPD in a Longitudinal Study[J]. Chest, 2004, 126(1): 59 - 65.

[14] Allinson JP, Hardy R, Donaldson GC, et al. The Presence of Chronic Mucus Hypersecretion Across Adult Life in Relation to COPD Development [J]. American Journal of Respiratory and Critical Care Medicine, 2015: rccm. 201511 - 221000.

[15] Bigna JJR, Kenne AM, Asangbeh SL. Prevalence of chronic obstructive pulmonary disease in the global population with HIV: a systematic review and meta-analysis[J]. The Lancet Globle Health 2018, 6(2): e193 - e202.

[16] Mehta H, Nazzal K, Sadikot RT. Cigarette smoking and innate immunity. [J]. Inflammation Research, 2008, 57(11): 497 - 503.

[17] Poole, Chacko EE, Wood-Baker, et al. Influenza vaccine for patients with chronic obstructive pulmonary disease (Review)[J]. Cochrane database of systematic reviews, 2006, (1): CD002733.

[18] Tomczyk S, Bennett NM, Stoecker C, et al. Use of 13-valent pneumococcal conjugate vaccine and 23-valent pneumococcal polysaccharide vaccine among adults aged ≥ 65 years: recommendations of the Advisory Committee on Immunization Practices(ACIP). MMWR Morb Mortal Wkly Rep 2014; 63 (37): 822 - 825.

[19] Uzun S, Djamin RS, Kluytmans JAJW, et al. Azithromycin maintenance treatment in patients with frequent exacerbations of chronic obstructive pulmonary disease (COLUMBUS): a randomised, double-blind, placebo-controlled trial[J]. The Lancet Respiratory Medicine, 2014, 2(5): 361 - 368.

[20] Albert RK, Connett J, Bailey WC, et al. Azithromycin for Prevention of Exacerbations of COPD[J]. New England Journal of Menicine, 2011, 365(8): 689 - 698.

[21] Han MLK, Tayob N, Murray S, et al. Predictors of Chronic Obstructive Pulmonary Disease Exacerbation Reduction in Response to Daily Azithromycin Therapy[J]. American Journal of Respiratory and Critical Care Medicine, 2014, 189(12): 1503 - 1508.

[22] Zheng JP, Wen FQ, Bai CX, et al. Twice daily N-acetylcysteine 600 mg for exacerbations of chronic obstructive pulmonary disease (PANTHEON): a randomised, double-blind placebo-controlled trial[J]. The Lancet Respiratory Medicine, 2014, 2(3): 187－194.

[23] Zheng JP, Kang J, Huang SG, et al. Effect of carbocisteine on acute exacerbation of chronic obstructive pulmonary disease (PEACE Study): a randomised placebo-controlled study [J]. Lancet, 2008, 371 (9629): 2013－2018.

[24] Tse HN, Raiteri, Luca, Wong, King Ying, et al. Benefits of High-Dose N-Acetylcysteine to Exacerbation-Prone Patients With COPD[J]. Chest, 2014, 146(3): 611－623.

[25] Terzano C, Romani S, Conti V, et al. Atrial fibrillation in the acute, hypercapnic exacerbations of COPD. [J]. European Review for Medical & Pharmacological Sciences, 2014, 18(19): 2908－2917.

[26] Hurst JR, Anzueto A, Vestbo J. Susceptibility to exacerbation in COPD[J]. N Engl J Med 2010; 363(12): 1128－1138.

[27] Mcgarvey L, Lee AJ, Roberts J, et al. Characterisation of the frequent exacerbator phenotype in COPD patients in a large UK primary care population [J]. Respiratory Medicine, 2015, 109(2): 228－237.

[28] Yusheng C, Xiongwen T, Linlin P, et al. Clinical characteristics of chronic bronchitic, emphysematous and ACOS phenotypes in COPD patients with frequent exacerbations [J]. International Journal of Chronic Obstructive Pulmonary Disease, 2017, Volume 12: 2069－2074.

[29] Oh YM, Sheen SS, Park JH, et al. Emphysematous phenotype is an independent predictor for frequent exacerbation of COPD[J]. International Journal of Tuberculosis & Lung Disease the Official Journal of the International Union Against Tuberculosis & Lung Disease, 2014, 18(12): 1407.

第二章

呼吸道病毒感染与
慢性阻塞性肺疾病急性加重

近期一项中国肺部健康研究揭示,我国慢性阻塞性肺疾病(简称"慢阻肺")患病率 40 岁人群以上达 13.7％,60 岁以上人群患病率已超过 27％,年龄越高,慢阻肺患病率越高。全国慢阻肺总患病人数为 9 990 万,即约 1 亿人[1]。临床研究提示,在慢阻肺急性加重的患者中,高达 60％是由呼吸道病毒感染引起,尤其在冬季更为普遍。GOLD 2020 也明确指出:病毒感染是慢阻肺急性加重的主要诱发因素之一[2]。病毒感染会加重慢阻肺病情,病毒感染诱发的急性加重病情常较重,持续时间更长,住院率更高,同样死亡率也高[3]。常见的呼吸道病毒感染有鼻病毒、腺病毒、呼吸道合胞病毒、流感病毒等,最严重的是冠状病毒和流感病毒。

慢阻肺的主要特征为持续性呼吸道症状和气流受限。患者受损的呼吸道黏膜,不仅容易受到环境影响,也更容易感染细菌、病毒,包括传染性极强的冠状病毒,从而引起气道炎症和系统性炎症反应,诱发病情加重。冬春季节,气候交替,气温起伏不定,感冒、流感等急性呼吸道疾病频发,更容易诱发和加重慢阻肺病情,降低患者的生活质量,增加住院治疗风险。

2020 年伊始,新型冠状病毒肺炎"COVID‐19"(Corona Virus Disease 2019)是由新型冠状病毒"SARS‐CoV‐2"(Severe Acute Respiratory Syndrome Coronavirus 2)所致的病毒性肺炎(简称"新冠肺炎")。在新冠肺炎疫情流行期间,慢阻肺患者往往首当其冲,尤其是大多数老年慢阻肺患者,感染新冠肺炎的可能性增加,感染后病情较重,死亡风险加大[4,5]。新冠肺炎疫情的爆发对于慢阻肺患者来说无疑是雪上加霜。因此,疫情期间慢阻肺患者防范新冠肺炎,成为重中之重。其次,疫情期间,慢阻肺患者如何进行有效的规范化治疗是一个关键问题。

基于目前的流行病学,调查新冠肺炎潜伏期一般 1～14 天,常见为 3～7 天。通常以发热、乏力、干咳为主要表现,少数患者伴有鼻塞、流涕、腹泻等症状。轻型患者可以无肺炎表现,多在 1 周后恢复。重型病例可在一周左右出现呼吸困难,严重者快速进展为急性呼吸窘迫综合征、脓毒症休克、难以纠正的代谢性酸中毒和出凝血功能障碍。新冠肺炎死亡病例多见于老年人和有慢性基础疾病(包括慢性阻塞性肺部疾病,简称"慢阻肺")的患者。慢阻肺患者普遍年龄较大,患者的机体各项功能减退、抵抗力下降、自理能力受限,并合并有一些基础疾病,并发症多,是感染新冠肺炎的高危人群。一旦慢阻肺患者不幸感染新冠肺炎,继发的低氧血症、呼吸衰竭、炎症反应以及焦虑应激状态,均会对患者造成致命打击,甚至夺去患者的生命。

慢阻肺患者临床上常常伴有咳、痰、喘症状,尤其到深秋和冬季易出现慢阻肺急性加重。由于新冠肺炎起病隐匿、潜伏期较长,通常发热为主要表现,可合并轻度咳嗽、乏力、呼吸不畅、腹泻等症状。新冠肺炎症状有可能与慢阻肺的已有症状相混淆。慢阻肺患者基础肺功能较差,对于低氧的耐受性较差,一旦感染新冠肺炎,肺功能可能急剧恶化,容易出现呼吸衰竭。重症新冠肺炎患者有可能以谵妄、意识障碍等症状为首发或早发症状,容易与单纯重症慢阻肺患者出现呼吸功能障碍时合并"肺性脑病"时症状相似。因此,慢阻肺患者一旦感染新冠肺炎,往往不易早期发现、早期诊断和干预治疗,导致死亡率增加。

慢阻肺患者在呼吸道病毒感染流行期间出现发热、咳嗽、气促加重等病情恶化情况时,并不能立即确定慢阻肺患者患上了流感肺炎或新冠肺炎等病毒性肺炎,应尽快到医院就诊,积极寻找病因,尽早与单纯慢阻肺急性加重做鉴别。仔细询问病史,尤其是近期旅行史和相关接触史,结合必要的实验室检查和影像学检查,以判断患者是否患有病毒性肺炎,尤其是冠状病毒肺炎。

呼吸道病毒感染流行期间预防慢阻肺急性加重尤为重要。慢阻肺急性加重通常是可以预防的,在坚持规范的慢阻肺稳定期维持治疗下,戒烟、流感疫苗接种和肺炎球菌疫苗接种等措施是预防急性加重的重要手段。有研究证实,个体化应用长效支气管扩张剂治疗联合或不联合吸入糖皮质激素等,可减少慢阻肺急性加重的发生和住院。因此,病毒感染流行期间,慢阻肺患者的维持治疗和预防呼吸道病毒感染措施联合应用非常重要。

在秋、冬季是呼吸道病毒感染的好发季节,慢阻肺患者须注意体能锻炼和保暖。平时保持环境通风,尽量减少患者去扎堆的医院和各种人群聚集的地方,减少人员接触,预防交叉感染。尤其是新冠病毒致病力强,传染性高,传播方式包括:空气飞沫传播、接触传播及可能的气溶胶传播。空气飞沫传播是新冠病毒的主要传播方式,日常面对面说话、打喷嚏、咳嗽都可造成飞沫传播。正确佩戴口罩是减少飞沫传播的有效方式。不随地吐痰,打喷嚏时正确遮挡,也是减少飞沫传播的可靠途径。另外,新冠病毒可通过接触传播,手部卫生非常重要,采用正确的方法勤洗手,注意室内清洁,减少室内环境污染,及时做好环境卫生。同时密切观察每日症状变化,包括体温、咳嗽、痰液,呼吸困难,疲乏,活动受限和睡眠情况等。如果出现症状加重,须考虑是否出现急性加重和/或病毒感染,并及时去医院就诊[6]。

此外,慢阻肺患者体质差,对环境适应力差,特别是对环境温度调控能力差,易因受凉出现呼吸道病毒感染;营养不良是影响慢阻肺患者疾病结局的主要负面因素之一,加强营养支持是患者抵御病毒感染的重要方法;养成良好的生活习惯:保证每日充足的睡眠,注意保暖;选择合适的肺康复处方,提高患者自我管理水平,增强抵抗力。许多慢阻肺患者还存在一些心理问题,尤其是老年患者,主要是抑郁和焦虑状态。在呼吸道传染性疾病疫情到来时,慢阻肺群体会表现出更强烈的焦虑、抑郁等,可能对疾病产生负面影响。需加强对患者生活和治疗情况的关心,定期地对其进行心理疏导,保持健康的心理状态,促使患者积极配合治疗方案的落实[6]。

呼吸道病毒感染治疗药物在不断研究开发中。流感病毒感染时,可在发病早期使用奥司他韦(Oseltamivir)治疗,75 mg,每日 2 次,服用 5 天。奥司他韦是一种神经氨酸酶抑制剂,可以抑制流感病毒的神经氨酸酶,影响这种病毒在人体上皮细胞的吸附,从而可以阻止病毒进入体细胞内,而起到抗病毒作用。另外,有阿比多尔,由苏联药物化学研究中心研制开发,主要适应证是 A 类、B 类流感病毒引起的流行性感冒,同时对腺病毒等呼吸道病毒可能也有抗病毒活性,在近期研究中发现对新冠病毒有体外抑制作用,目前在临床试用中。阿比多尔是通过抑制病毒脂膜与宿主细胞的融合而阻断病毒的复制。用法为阿比多尔片,0.2 g,每日 3 次,服用 5 天。

新冠病毒感染的药物治疗包括 α-干扰素 500 万 U,每日 2 次,雾化吸入;洛匹那韦/利托那韦(200 mg/50 mg/粒,每次 2 粒,每日 2 次,疗程不超过 10 天)、利巴韦林(建议与干扰素或洛匹那韦/利托那韦联合应用,成人 500 mg/次,每日 2～3 次静脉输注,疗程不超过 10 天)、磷酸氯喹(成人 500 mg,每日 2 次,疗程不超过 10 天)、阿比多尔(成人 200 mg,每日 3 次,疗程不超过 10 天)。不建议同时应用 3 种及以上抗病毒药物[7]。

如果慢阻肺患者出现流感肺炎或新冠肺炎等较严重的病毒性肺炎等可能情况时,应及时就诊,早诊早治是关键。有效的抗病毒治疗,必要时抗生素和其他综合治疗,预防呼吸窘迫综合征的发生,以及慢阻肺患者合并症的积极治疗是减轻症状、缩短病程和降低死亡率的重要保证。

(复旦大学附属华东医院　朱惠莉)

参考文献

[1] Wang C，Xu J，Yang L，et al. Prevalence and risk factors of chronic obstructive pulmonary disease in China（the China Pulmonary Health［CPH］study）：a national cross-sectional study. Lancet. 2018 Apr 9. pii：S0140 - 6736（18）30841 - 30849.

[2] Global Strategy for the Diagnosis，Management and Prevention of COPD. 2020 Report. https：//goldcopd.org/gold - reports/.

[3] 慢性阻塞性肺疾病急性加重患者相关病毒感染的危险因素分析 中华医院感染学杂志 2017,27(4).

[4] Li Q et al. Early Transmission Dynamics in Wuhan，China，of Novel Coronavirus-Infected Pneumonia.，doi：10.1056/NEJMoa2001316（2020）.

[5] Wang W，Tang J & Wei F Updated understanding of the outbreak of 2019 novel corona virus（2019 - nCoV）in Wuhan，China. J Med Virol，doi：10.1002/jmv.25689（2020）.

[6] 慢性阻塞性肺疾病急性加重（AECOPD）诊治专家组.慢性阻塞性肺疾病急性加重（AECOPD）诊治中国专家共识（2017 年更新版）.国际呼吸杂志 2017,37(14)：1041 - 1057.

[7] 国家卫生健康委办公厅,国家中医药管理修正版局办公室.新型冠状病毒感染的肺炎诊疗方案(试行第六版)[EB/OL].(2020 - 02 - 08).

第三章

慢性阻塞性肺疾病的
早期识别与诊断标准

慢性阻塞性肺疾病(chronic obstructive pulmoriary disease，COPD，以下简称"慢阻肺")是一组持续气流受限为特征的肺部疾病，气流受限不完全可逆，呈进行性发展，与肺对有害气体或者有害颗粒的异常炎症反应有关[1]。2020 最新 GOLD 指南定义慢性阻塞性肺疾病是常见的、可以预防和治疗的疾病，以持续性气道症状和气流受限为特征，通常由于明显暴露于有毒颗粒或气体引起的气道和/或肺泡异常所导致。炎症仍是慢阻肺进展的核心机制，会导致肺结构性变化、小气道狭窄及肺实质破坏，最终破坏肺泡与小气道的附着，降低肺弹性回缩能力[2]。GOLD 2019 新增了关于慢阻肺危险因素的 4 项研究，包括室内生物燃料、社会经济地位、人类免疫缺陷病毒(human immunodeficiency virus，HIV)感染及基因多态性。急性加重和合并症影响疾病的严重程度[3]。COPD 主要累及肺部，但也可以引起肺外各器官的损害。慢阻肺是呼吸系统疾病中的常见病和多发病，患病率和病死率均居高不下。2017 年世界卫生统计报告显示,全球慢阻肺患者共 3.84 亿,每年高达 317 万患者死亡。到 2020 年将成为全球第 3 位死因。因肺功能进行性减退,严重影响患者的劳动力和生活质量。慢阻肺造成巨大的社会和经济负担,根据世界银行/世界卫生组织发表的研究,至 2020 年 COPD 将成为世界疾病经济负担的第五位。在中国,慢阻肺死亡例数占全球 31.9%,每年因慢阻肺及相关疾病造成的经济负担超过 300 亿元,中国成人肺部流行病调查数据显示,40 岁以上慢阻肺患病率为 13.7%,患病人数不断上升,已成为严重影响健康的重大公共卫生难题[4]。

一、病因

本病的病因尚不完全清楚,可能是多种因素长期相互作用的结果。

1. 有害气体和有害颗粒

如香烟、烟雾、粉尘、刺激性气体(二氧化硫、二氧化氮、氯气、臭氧等)。这些理化因素可损伤气道上皮细胞,使纤毛运动减退,巨噬细胞吞噬能力降低,导致气道净化功能下降。同时刺激黏膜下感受器,使副交感神经功能亢进,使支气管平滑肌收缩,腺体分泌亢进,杯状细胞增生,黏液分泌增加,气道阻力增加。香烟烟雾还可使氧自由基产生增多,诱导中性粒细胞释放蛋白酶,抑制抗胰蛋白酶系统,破坏肺弹力纤维,引发肺气肿的形成[3-5]。

2. 感染因素

病毒、支原体、细菌等感染是慢阻肺发病及加重的重要原因之一。病毒感染以流感病毒、鼻病毒、腺病毒和呼吸道合胞病毒为常见。细菌感染常继发于病毒感染,常见病原体为肺炎链球菌、流感嗜血杆菌、卡他莫拉菌和葡萄球菌等。这些感染因素同样造成气管、支气管黏膜的损伤和慢性炎症[4-5]。

3. 其他因素

免疫、年龄和气候等因素均与慢性支气管炎有关。寒冷空气可以刺激腺体增加黏液分泌,纤毛运动减弱,黏膜血管收缩,局部血循环障碍,有利于继发感染。老年人肾上腺皮质功能减退,细胞免疫功能下降,溶菌酶活性降低,从而容易造成呼吸道的反复感染[4-5]。

二、临床表现

(一) 症状

起病缓慢、病程较长。主要症状:

1. 慢性咳嗽

随病程发展可终身不愈。常晨间咳嗽明显,夜间有阵咳或排痰。

2. 咳痰

一般为白色黏液或浆液性泡沫性痰,偶可带血丝,清晨排痰较多。急性发作期痰量增多,可有脓性痰[4]。

3. 气短或呼吸困难

早期在劳力时出现,后逐渐加重,以致在日常活动甚至休息时也感到气短,是慢阻肺的标志性症状[4]。

4. 喘息和胸闷

部分患者特别是重度患者或急性加重时出现喘息。

5. 其他

晚期患者有体重下降,食欲减退等。

（二）体征

早期体征可无异常,随疾病进展出现以下体征。

1. 视诊

胸廓前后径增大,肋间隙增宽,剑突下胸骨下角增宽,称为桶状胸。部分患者呼吸变浅,频率增快,严重者可有缩唇呼吸等。

2. 触诊

双侧语颤减弱。

3. 叩诊

肺部过清音,心浊音界缩小,肺下界和肝浊音界下降。

4. 听诊

两肺呼吸音减弱,呼气延长,部分患者可闻及湿性啰音和/或干性啰音[4]。

三、实验室检查

（一）肺功能检查

肺通气功能检查是判断气流受限的客观指标,重复性较好,对慢阻肺的诊断、严重程度评价、疾病进展、预后及治疗反应等均有重要意义。慢阻肺高危人群建议每年进行一次肺通气功能检测[6]。

1. 第一秒用力呼气容积占用力肺活量百分比（FEV_1/FVC）是评价气流受限的一项敏感指标。第一秒用力呼气容积占预计值百分比(FEV_1％预计值），是评估 COPD 严重程度的良好指标，其变异性小，易于操作。吸入支气管舒张药后 FEV_1/FVC<70％及 FEV_1<80％预计值者，可确定为不能完全可逆的气流受限。

2. 肺总量（TLC）、功能残气量（FRC）和残气量（RV）增高，肺活量（VC）减低，表明肺过度充气，有参考价值。由于 TLC 增加不及 RV 增高程度明显，故 RV/TLC 增高。

3. 一氧化碳弥散量（DL_{CO}）及 DL_{CO} 与肺泡通气量（VA）比值（DL_{CO}/VA）下降，该项指标对诊断有参考价值。

（二）胸部 X 线检查

慢阻肺早期胸片可无变化，以后可出现肺纹理增粗、紊乱等非特异性改变，也可出现肺气肿改变。X 线胸片改变对慢阻肺诊断特异性不高，主要作为确定肺部并发症及与其他肺疾病鉴别之用[4]。

（三）胸部 CT 检查

CT 检查不应作为慢阻肺的常规检查。高分辨 CT，对有疑问病例的鉴别诊断有一定意义[6]。

（四）血气检查

对确定发生低氧血症、高碳酸血症、酸碱平衡失调以及判断呼吸衰竭的类型有重要价值[4]。

（五）其他

慢阻肺合并细菌感染时，外周血白细胞增高，核左移。痰培养可能查出病原菌；常见病原菌为肺炎链球菌、流感嗜血杆菌、卡他莫拉菌、肺炎克雷伯杆菌等[4]。

四、诊断与严重程度分级

(一) 慢阻肺的分级

1. 主要根据吸烟等高危因素史、临床症状、体征及肺功能检查等综合分析确定。不完全可逆的气流受限是慢阻肺诊断的必备条件。吸入支气管舒张药后 $FEV_1/FVC<70\%$ 及 $FEV_1<80\%$ 预计值可确定为不完全可逆性气流受限。有少数患者并无咳嗽、咳痰症状，仅在肺功能检查时 $FEV_1/FVC<70\%$，而 $FEV_1<80\%$ 预计值，在排除其他疾病后，亦可诊断为慢阻肺[2]。

根据 FEV_1/FVC，$FEV_1\%$ 预计值和症状可对慢阻肺的严重程度做出分级[4]（表 3-1）。

表 3-1　慢阻肺气流受限严重度分级（GOLD 分级）

分　度	标　　准
1 级(轻度)	$FEV_1/FVC<70\%$，$FEV_1\geqslant80\%$ 预计值
2 级(中度)	$FEV_1/FVC<70\%$，$50\%\leqslant FEV_1<80\%$ 预计值
3 级(重度)	$FEV_1/FVC<70\%$，$30\%\leqslant FEV_1<50\%$ 预计值
4 级(极重度)	$FEV_1/FVC<70\%$，$FEV_1<30\%$ 预计值

2. 慢阻肺 2018 将肺功能检查在慢阻肺整体管理中的作用主要定位于慢阻肺的诊断、气流受限严重程度评估及随访评估，依据症状和急性加重频率对慢阻肺进行综合评估后分为 A、B、C、D 四组，对于急性加重史的判断为中度或重度急性加重需要应用短效支气管扩张剂，以及抗生素和/或激素治疗为中度急性加重，需要住院或急诊就诊为重度急性加重，通常伴有急性呼吸衰竭

（图3-1）。对急性加重的判断缺乏一定的客观指标，而中重度急性加重相对较好判断，有助于识别高风险患者，可操作性强[5]。

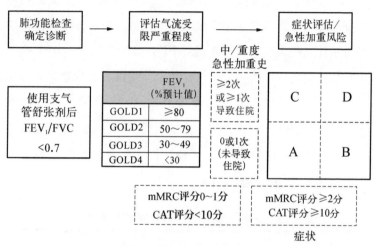

图3-1 慢阻肺2018修订的慢阻肺综合评估工具

注：GOLD：慢阻肺全球创议；FEV₁：第一秒用力呼气容积；FVC：用力肺活量；mMRC：改良版英国医学研究委员会呼吸问卷；CAT：慢阻肺评估测试

表3-2 "早期慢阻肺"的定义

必 须 条 件	≥1 的条件
年龄＜50 岁	FEV_1/FVC 低于正常值下线
≥10 包年吸烟量	CT 显示异常
	FEV_1 下降（≥60 ml/年）

排除标准包括其他已知的慢性肺病，包括间质性肺病，但不包括哮喘

（二）近年来有关"早期慢阻肺"的定义，学者 F.J. Martinez 2018 年 2 月在 *American Thoracic Society* 发文[7]，见表3-2。

根据临床表现将"早期慢阻肺"分为：

（1）疾病活动性低的早期慢阻肺：① ＜50 岁的患者 ② 吸烟一年 10 包以上　③ $FEV_1/FVC<0.70$（或＜LLN） ④ $FEV_1>50\%$，mMRC＜2 且无频繁急性加重　⑤ 慢阻肺≥80%；

（2）具有明显疾病活动性的早期慢阻肺：① ＜50 岁的患者　② 吸烟一年 10 包以上　③ $FEV_1/FVC<0.70$（或＜LLN） ④ $FEV_1<50\%$，mMRC≥2 和/或一年加重至少 2 次　⑤ 慢阻肺＜80%。

当基层医院不具备肺功能检查设备，临床医生可以通过问卷调查筛查慢阻肺高危人群（图 3-2），对疑诊患者应该向上级医院转诊进一步确诊[7]。

这是一份有关您最近呼吸状况和活动能力的问卷，请您回答问卷时选择最能描述您实际情况的答案。

1. 过去的1个月内，您感到气短有多频繁？

从未感觉气短	很少感觉气短	有时感觉气短	经常感觉气短	总是感觉气短
□0	□0	□1	□2	□2

2. 您是否曾咳出"东西"，例如黏液或痰？

从未咳出	是的，但仅在偶尔感冒或胸部感染时咳出	是的，每月都咳几天
□0	□0	□1

是的，大多数日子都咳	是的，每天都咳
□1	□2

3. 请选择能够最准确地描述您在过去12个月内日常生活状况的答案。因为呼吸问题，我的活动量比以前少了。

强烈反对	反对	不确定	同意	非常同意
□0	□0	□0	□1	□2

4. 在您的生命中，您是否已至少吸了100支烟？

否	是	不知道
□0	□2	□0

5.您今年多少岁?

35~49 岁	50~59 岁	60~69 岁	≥70 岁
□0	□1	□2	□2

问卷评估办法:

在下面的空白处,写上每个问题的答案旁边的数字。将这些数字相加,得到总分。总分为0~10分。

_____ + _____ + _____ + _____ + _____ = _____
  #1   #2   #3   #4   #5   总分

如果您的总分≥5分,说明您的呼吸问题可能是慢性阻塞性肺疾病(慢阻肺)导致。慢阻肺通常被称为慢性支气管炎和/或肺气肿,是一种缓慢进展的严重肺病。虽然慢阻肺不能治愈,但它是可以控制的。

请将填好的问卷拿给医生看。您的得分越高,说明您有慢阻肺的可能性越大。医生可以做一个简单的呼吸测试(也称为肺功能测定),帮助评价您的呼吸状况。

如果您的总分在0~4分,而且您有呼吸问题,请将这份文件拿给医生看。医生会帮助评估您呼吸问题的类型。

图 3 - 2　慢性阻塞性肺疾病筛查问卷

(三) 慢阻肺病程分期

急性加重期(慢性阻塞性肺疾病急性加重)指在疾病过程中,短期内咳嗽、咳痰、气短和/或喘息加重,痰量增多,呈脓性或黏液脓性,可伴发热等症状;稳定期则指患者咳嗽、咳痰、气短等症状稳定或症状较轻[8]。

五、鉴别诊断

(一) 支气管哮喘

多在儿童或青少年期起病,以发作性喘息为特征,发作时两肺布满哮鸣音,常有家庭或个人过敏史,症状经治疗后可缓解或自行缓解。哮喘的气流受限多为可逆性,其支气管舒张试验阳性。某些患者可能存在慢性支气管炎合并支气管哮喘,在这种情况下,表现为气流受限不完全可逆,从而使两种疾病难以区分[9]。

（二）支气管扩张

有反复发作咳嗽、咳痰特点,常反复咯血。合并感染时咯大量脓性痰。查体常有肺部固定性湿性啰音。部分胸部 X 片显示肺纹理粗乱或呈卷发状,高分辨 CT 可见支气管扩张改变。

（三）肺结核

可有午后低热、乏力、盗汗等结核中毒症状,痰检可发现抗酸杆菌,胸部 X 线片检查可发现病灶。

（四）弥漫性泛细支气管炎

大多数为男性非吸烟者,几乎所有患者均有慢性鼻窦炎;X胸片和高分辨率 CT 显示弥漫性小叶中央结节影和过度充气征,红霉素治疗有效。

（五）支气管肺癌

刺激性咳嗽、咳痰,可有痰中带血,或原有慢性咳嗽,咳嗽性质发生改变,胸部 X 线片及 CT 可发现占位病变、阻塞性肺不张或阻塞性肺炎。痰细胞学检查、纤维支气管镜检查以至肺活检,可有助于明确诊断。

（六）其他原因所致呼吸气腔扩大

肺气肿是一病理诊断名词。呼吸气腔均匀规则扩大而不伴有肺泡壁的破坏时,虽不符合肺气肿的严格定义,但临床上也常习惯称为肺气肿,如代偿性肺气肿、老年性肺气肿、Down 综合征中的先天性肺气肿等。临床表现可以出现劳力性呼吸困难和肺气肿体征,但肺功能测定没有气流受限的改变,即 $FEV_1/$

$FVC \geqslant 70\%$，与慢阻肺不同[2,4,10]。

（上海交通大学附属新华医院　韩锋锋）

参考文献

[1] 中华医学会呼吸病学分会.慢性阻塞性肺疾病诊治指南(2013年修订版).中华结核和呼吸杂志,2007,30(1)：199-233.

[2] GOLD Executive Committee，Global strategy for the diagnosis，management and prevention of chronic obstructive pulmonary disease(2020 REPORT)[EB/OL].http：//goldcopd.corn.

[3] Zhang J，Ou JX，Bai CX. Tobacoo smoking in China：prevalence，disease burden，challenges and future strategies，Respirology，2011，16（8）：1165-1172.

[4] 顾宇彤,慢性阻塞性肺疾病.实用内科学第15版,2017,4(1),1694-1711.

[5] GOLD Executive Committee，Global strategy for the diagnosis，management and prevention of chronic obstructive pulmonary disease(2018 REPORT)[EB/OL].http：//goldcopd.corn.

[6] 陈淑靖,顾宇彤,张静,等.胸部低剂量CT定量指标与肺气流受限的相关性分析.国际呼吸杂志,2012,32：833-837.

[7] Martinez FJ et. al Am J Respir Crit Care Med. 2018 Jun 15；197（12）：1540-1551.

[8] 牛宏涛,杨汀,王辰.慢阻肺的临床表型和治疗策略[J].中国临床医生杂志,2017(9).

[9] 吕小东.[指南]支气管哮喘防治指南（2016年版）[J].中华结核和呼吸杂志,2017.

第四章

慢性阻塞性肺疾病常见并发症

据统计,我国 40 岁以上的人群中每 100 人中有 13.7 个患有慢阻肺(患病率为 13.7%);在世界范围内,多达 6 亿患者受到慢阻肺的困扰。据世界卫生组织(WHO)估计,目前慢阻肺为世界第四大致死原因,因为慢阻肺并发症死亡人数比例高[1]。

慢阻肺常见并发症有下面几个。

一、呼吸衰竭及肺性脑病

呼吸衰竭(respiratory failure)是指各种原因引起的肺通气和/或换气功能严重障碍,以致在静息状态下亦不能维持足够的气体交换,导致低氧血症伴(或不伴)高碳酸血症,进而引起一系列病理生理改变和相应临床表现的综合征。其临床表现缺乏特异性,明确诊断有赖于动脉血气分析,标准为在海平面、静息状态、呼吸空气条件下,动脉血氧分压(PaO_2)＜60 mmHg,伴或不伴二氧化碳分压($PaCO_2$)＞50 mmHg,并排除心内解剖分流和原发于心排出量降低等因素,可诊断为呼吸衰竭。

完整的呼吸过程由相互衔接并同时进行的外呼吸、气体运输和内呼吸三个环节来完成。参与外呼吸即肺通气和肺换气的任何一个环节的严重病变，都可导致呼吸衰竭。慢阻肺由于气道阻塞和肺通气不足，或伴有通气/血流比例失调，导致缺氧和二氧化碳潴留，出现呼吸衰竭，并在急性加重时病情进一步恶化，甚至死亡。

慢阻肺早期虽有低氧血症或伴高碳酸血症，但机体通过代偿适应，生理功能障碍和代谢紊乱较轻，仍保持一定的生活活动能力，动脉血气分析 pH 在正常范围（7.35～7.45）。另一种临床较常见的情况是在慢性呼吸衰竭的基础上，因合并呼吸系统感染、气道痉挛、镇静剂应用过量、分泌物干结潴留、不适当氧疗或并发气胸等情况，病情急性加重，在短时间内出现 PaO_2 显著下降和 $PaCO_2$ 显著升高，称为慢性呼吸衰竭急性加重，其病理生理学改变和临床情况兼有急性呼吸衰竭的特点。

当慢阻肺患者出现呼吸功能急剧减退时，缺氧和二氧化碳潴留导致的神经精神障碍症候群称为肺性脑病（pulmonary encephalopathy），又称二氧化碳麻醉（carbon dioxide narcosis）。肺性脑病早期，往往有失眠、兴奋、烦躁不安等症状。除上述神经精神症状外，患者还可表现出木僵、视力障碍、球结膜水肿及发绀等。肺性脑病的发病与低氧血症、二氧化碳潴留和酸中毒三个因素共同损伤脑血管和脑细胞有密切关系。

呼吸衰竭治疗原则是：保持呼吸道通畅，加强呼吸支持，纠正缺氧和改善通气等；呼吸衰竭病因和诱发因素的治疗；给予支持治疗和对其他重要脏器功能的监测与维护。呼吸衰竭往往会出现多脏器功能异常并发症，如肺心病心力衰竭、肺性脑病、肾功能不全、消化道功能障碍和弥散性血管内凝血（DIC）等。加强对重要脏器功能的监测与支持非常必要。

治疗中保持呼吸道通畅是最基本、最首要的治疗措施。一般给予仰卧位，头后仰的正确位置，并给予清除气道内分泌物及异物。若以上方法不能奏效，必要时应建立人工气道，进行机械通气。近几年新兴高流量吸氧，对改善轻度低氧血症和二氧化碳潴留得到临床推广应用[2]。电解质紊乱和酸碱平衡失调的存在，可以进一步加重呼吸系统乃至其他器官的功能障碍，并可干扰呼吸衰竭的治疗效果，因此应及时加以纠正。加强液体管理，防止血容量不足和液体负荷过大，纠正贫血，维持氧输送能力和防止肺水肿等具有重要意义。呼吸衰竭患者由于摄入不足或代谢失衡，往往存在营养不良，需及时提供营养支持，可以减少死亡率。

二、肺动脉高压、肺心病和右心功能不全

肺动脉高压指肺动脉压力升高超过一定界值的一种血流动力学和病理生理状态，可导致右心衰竭。最常见的病因是慢性呼吸系统疾病，尤其是慢性阻塞性肺疾病。有研究表明，低氧、代谢性碱中毒、红细胞增多症、左心功能不全，消瘦和恶病质与严重肺动脉高压之间存在独立的相关性。这些患者中重度肺动脉高压的患病率为 13.7%[3]。严重肺动脉高压，可产生右心室肥大，即肺源性心脏病。在心功能代偿期，可无右心衰竭表现.当呼吸系统病变进一步加重，动脉血气恶化时，肺动脉压显著增高，心脏负荷加重，加上心肌缺氧和代谢障碍等因素，可诱

发右心功能衰竭。

肺动脉高压,其血流动力学诊断标准为:海平面静息状态下,右心导管检测肺动脉平均压≥25 mmHg。静息时肺 A 平均压<25 mmHg,运动后≥30 mmHg 为隐性肺动脉高压。肺动脉高压是一种常见疾病状态,致残率和病死率均很高,应引起人们的高度重视。靶向治疗肺动脉高压的药物包括:波生坦、安立生坦、伊洛前列素等。

慢阻肺引起的肺心病除有慢阻肺疾病病史、反复急性加重特征外,还有典型的咳、痰、喘症状和体征。影像学上有肺动脉高压征,如右下肺动脉干扩张,其横径≥15 mm;其横径与气管横径之比值≥1.07;肺动脉段明显突出或其高度≥3 mm;右心室增大征,皆为诊断肺心病的主要依据。心电图表现为电轴顺钟向转位,右心室肥大,可以有肺型 P 波。肺心病肺功能失代偿期可出现低氧血症或合并高碳酸血症,呼吸性酸中毒,即呼吸衰竭表现。

有研究表明慢阻肺患者中普遍存在心电图异常,如束支传导阻滞和电轴偏位[4],慢阻肺患者较普通人群具有更高的心血管事件发生率和病死率[5]。肺心病经常会出现心律失常,多表现为房性早搏及阵发性室上性心动过速,其中以紊乱性房性心动过速最具特征性;也可有心房扑动及心房颤动;少数病例由于急性严重心肌缺氧和酸碱平衡电解质紊乱,可出现心室颤动以至心搏骤停。在 Lahousse 等[6]的研究中,长期反复加重的慢阻肺患者具有较高的心源性猝死(SCD)发生风险(HR=3.2,95％CI:2.1～5.0)。在慢阻肺急性加重时,或由于急性加重治疗药物用量增加也可能是 SCD 风险增加的混杂因素[7]。

肺心病处理主要是在急性加重期控制感染,合理抗生素使用;保持呼吸道通畅,纠正缺氧和二氧化碳潴留;对于控制心力衰竭,一般在积极控制感染和改善呼吸功能后心力衰竭能得到有效控制,较重患者可适当选用利尿剂治疗,必要时适量强心或血管扩张药治疗。控制心律失常是肺心病或伴右心功能不全时重要的治疗措施。一般心律失常经过抗感染,纠正缺氧后可自行消失,如果持续存在可根据心律失常的类型选用药物。

三、自发性气胸

慢性阻塞性肺病患者由于气道炎症,支气管狭窄气流受限,远端肺泡内气体潴留,特别是在活瓣机制的作用下,肺泡内压力增高破坏而形成肺大疱。肺大疱在咳嗽、屏气等压力增高的情况下,可导致大疱破裂而引起气胸。自发性气胸并发于慢阻肺肺气肿者多因胸膜下肺大疱破裂,空气泄入胸膜腔所致。气胸的临床表现取决于其发生的速度、肺部受压程度以及肺部原有病变的情况。若患者基础肺功能较差,气胸为张力性,即使气体量不多,临床表现也较重,必须积极抢救不可掉以轻心。由于肺气肿患者肺野透亮度较高,且常有肺大疱存在,体征不够典型,加之这些患者对呼吸困难感受比较迟钝,较容易漏诊和误诊。

自发性气胸一旦诊断成立,应积极抢救治疗。对交通性、张力性气胸尽早做胸腔闭式引流,而对闭合性气胸在积极的保守治疗措施下,吸收不佳者,可分次抽气,能提高治愈率。经内科保守治疗肺复张不理想或反复者,尽早闭式引流或外科胸腔镜手术治疗。另外,肺心病并发双侧或张力性气胸、纵隔气胸发生率较高,治疗过程中广泛皮下气肿、引流管阻塞也常常发生,及时发现和对症处理这些并发病对降低病死率也非常重要。

四、肺栓塞

慢阻肺急性加重可导致呼吸功能急剧恶化,因而死亡多发生于急性加重,其中30％原因不明,肺栓塞(pulmonary embolism,PE)是其中重要原因。在慢阻肺急性加重时更易发生肺栓塞,其发病率高达24.7％。因呼吸衰竭死亡的患者中肺栓塞的发病率为27％[8],合并肺源性心脏病的患者原位小血栓的发生率高达89.8％[9]。

研究表明,慢阻肺患者肺栓塞的发病率约为无气流受限者的4倍[10],慢阻肺患者相关的呼吸困难、呼吸衰竭、静止不动、肌肉萎缩和血管功能障碍增加了继发深静脉血栓和肺栓塞的风险[11];也与频繁慢阻肺急性加重的发生、经常使用全身糖皮质激素有关。由于全身性炎症、红细胞增多、血液呈高凝状态和卧床休息等多种原因,慢阻肺是肺栓塞发生的独立危险因素[12]。此外,慢阻肺患者通常是老年人,伴有许多共患病,如糖尿病、冠心病、高脂血症等,并发呼吸衰竭和合并症时肺栓塞的风险变得更大[13]。

慢阻肺急性加重合并肺栓塞的发病高,两者的临床症状和体征相似易混淆,临床上又缺乏有效鉴别慢性阻塞性肺疾病急性加重与肺栓塞的标志物,这使得临床延误或漏诊[14]现象较严重。早期明确诊断,及时进行规范化治疗,可改善患者的预后,降低漏诊率、误诊率、致残率和病死率。

对所有慢性阻塞性肺疾病急性加重伴有不明原因低氧血症和/或休克伴右心衰征象的患者,均应系统地检查排除肺栓塞的诊断[15]。目前慢阻肺合并肺栓塞尚缺乏特异的生物标志物。血浆 D-二聚体增高是临床评估肺栓塞的重要初筛标准(血 D-二聚体＞0.5 ng/L),但有假阳性。对于慢阻肺患者而言,血 D-二聚体＜0.95 ng/L 合并急性肺栓塞的可能性很小[16],阴性预测价值高。当患者以往有深静脉血栓病史,又出现胸闷、胸痛等表现,可行 CT 肺动脉造影(CTPA);也可通过放射性核素通气血流灌注扫描排除肺栓塞可能;经食管超声心动图可在近 50％ 的慢阻肺患者中检测出心肺动脉损伤或肺动脉贴壁血栓的存在[17]。

慢阻肺全球倡议(GOLD)指出,慢阻肺并发症或共患疾病的治疗应在不改变慢阻肺治疗的基础上常规进行,确保治疗方法的简单可行[1]。与美国胸科医师学(ACCP)推荐的肺栓塞治疗类似,针对慢阻肺合并肺栓塞的患者也应采取根据危险分层的干预策略以及个体化治疗,对于无血流动力学障碍的非高危患者推荐采取抗凝治疗,而对于存在血流动力学障碍的患者应及时溶栓再灌注治疗。在抗凝药物的选择方面,普通肝素、低分子肝素及华法林目前常被用于慢阻肺合并肺栓塞的抗凝治疗。

五、消化道溃疡

慢阻肺反复急性加重甚至伴呼吸衰竭者,由于高碳酸血症及长期低氧血症,胃黏膜血液循环失调,营养障碍,导致壁细胞碳酸酐酶活性增加,细胞缓冲能力削弱,通透性增加,胃酸分泌增多,从而增加 H^+ 的反向弥散,破坏胃黏膜屏障,胃黏膜发生糜烂或溃疡[18]。另外,氨茶碱、糖皮质激素等药物的使用也可刺激胃黏膜诱发黏膜糜烂、溃疡、出血。一旦慢阻肺患者合并消化道出血,对于预后影响较大。

对慢阻肺伴呼吸衰竭患者实施早期肠内营养支持和奥美拉唑治疗可使胃内损伤因素减轻,升高患者的胃液 pH,有效预防消化道应激性溃疡出血的发生,减少并发症[19]。

(复旦大学附属华东医院　朱惠莉)

参考文献

[1] Global Initiative for Chronic Obstructive Lung Disease. Global strategy for the diagnosis, management and prevention of chronic obstructive pulmonary disease 2020 report https://goldcopd.org/gold-reports/

[2] Anshul Mittal, Megha Varshney, Vidushi Rathi, et al. High flow nasal cannula in acute hypercapnic exacerbation of chronic obstructive pulmonary disease: an emerging utilityMonaldi Archives for Chest Disease 2020; 90: 1158-1170.

[3] Mitra SF, Mehdi T, Sara AS, et al. Prevalence and predictors associated with severe pulmonary hypertension in COPD. Am J Respir Crit Care Med 2018, 36 (2) 277-280.

[4] Sawada S, Watanabe Y, Moriyama S. Video-assisted thoracoscopic surgery for primary spontaneous pneumothorax(J). Chest, 2005,127: 2226-2230.

[5] Huiart L, Ernst P, Suissa S. Cardiovascular morbidity and mortality in COPD [J]. Chest, 2005, 128(4): 2640-2646. doi: 10.1378/chest.128.4.2640.

[6] Lahousse L, Niemeijer M, van den Berg M, et al. Chronic obstructive pulmonary disease and sudden cardiac death: the Rotterdam study[J]. Eur Heart J, 2015, 36(27): 1754-1761.

[7] MacDonald M, Shafuddin E, King P, et al. Cardiac dysfunction during exacerbations of chronic obstructive pulmonary disease[J].Lancet Respir Med,

2016，4(2)：138-148. doi：10.1016/s2213-2600(15)00509-3.

[8] Ambrosetti M, Ageno W, Spanevello A, et al. Prevalence and prevention of venous thromboembolism in patients with acute exacerbations of COPD [J]. Thromb Res, 2003, 112(4)：203-207.

[9] Wang C, Du M, Cao D, et al. A pathological study of in situ thrombosis of small pulmonary arteries and arterioles in autopsy cases of chronic cor pulmonale[J]. Chin Med J, 1998, 111(9)：771-774.

[10] Chen W, Lin C, Lin C, et al. Pulmonary embolism in chronic obstructive pulmonary disease：a population-based cohort study[J]. COPD, 2014, 11(4)：438-443.

[11] CHEN WJ, LIN CC, LIN CY, et al. Pulmonary embolism in chronic obstructive pulmonary disease：a population-based cohort study [J]. COPD, 2014, 11(4)：438-443.

[12] AKPINAR EE, HOSGUN D, AKPINAR S, et al. Incidence of pulmonary embolism during COPD exacerbation [J]. J Bras Pneumol, 2014, 40(1)：38-45.

[13] WEDZICHA JA, HURST JR. Chronic obstructive pulmonary disease exacerbation and risk of pulmonary embolism [J]. Thorax, 2007, 62 (2)：103-104.

[14] BACH AG, BANDZAUNER R, NANSALMAA B, et al. Timing of pulmonary embolism diagnosis in the emergency department [J].Thromb Res, 2016, 137：53-57.

[15] BAHLOUL M, CHAARI A, TOUNSI A, et al. Incidence and impact outcome of pulmonary embolism in critically ill patients with severe exacerbation of chronic obstructive pulmonary diseases [J]. Clin Respir J, 2015, 9(3)：270-277.

[16] Akpinar EE, Hoşgün D, Doǧanay B, et al. Should the cut-o value of D-dimer be elevated to exclude pulmonary embolism in acute exacerbation of COPD? [J]. J Thorac Dis, 2013, 5(4)：430-434.

[17] Russo A, De LM, Vigna C, et al. Central pulmonary artery lesions in chronic obstructive pulmonary disease：a transesophageal echocardiography study [J]. Circulation, 1999, 100(17)：1808-1815.

[18] 刘双林,李琦,吴学玲,等.COPD急性加重时影响病死率危险因素的回顾性病例对照研究[J].第三军医大学学报,2009, 31(14)：1394-1396.

[19] Conrad SA. GabrielliA, Margolis, et al. Randomized Bouble-blind comparison of immediate-release cmepmrode cral susperision versus intraverious cimetidine for the prevention of upper gastrointestinal bleeding in critically ill patients [J].Grit Care Med. 2005, 33(4): 760 - 762.

第五章

慢性阻塞性肺疾病的共患疾病

慢阻肺患者常常与其他疾病共患,对其预后有重要影响[1]。一项观察性研究发现,90%以上的慢阻肺患者出现一种以上共患疾病,54%的患者存在四种及以上共患疾病[2]。一些共患疾病独立于慢阻肺产生,另一些则可能与其互为因果。慢阻肺的共患疾病可以发生疾病的任一阶段,早期影响患者的生活质量,晚期是患者死亡的主要原因。目前有关慢阻肺合并症的研究较少,其潜在机制尚不明确,充分了解认识慢阻肺的共患疾病,对其识别评估和管理非常重要。

一、慢阻肺的共患疾病分类

慢阻肺的共患疾病很多。根据发病机制可分为两类,一类是独立于慢阻肺而发病的;另一类是和慢阻肺有共同的危险因素或发病机制。根据系统分类可以分为呼吸系统、心血管系统等。

（一）呼吸系统疾病

1. 肺癌

肺癌是慢阻肺患者常见的死亡原因之一。慢阻肺患者中肺癌的发病率从 40%～70%不等，是正常人群的近 4 倍[3]。众所周知，吸烟是慢阻肺和肺癌的共同危险因素，而且肺癌患者的肺功能损伤更加严重，因此我们有充分的理由认为慢阻肺和肺癌之间有密切的联系。研究进一步发现，在慢阻肺患者中肺气肿和肺癌的关系比气流受限和肺癌的关系更为密切。慢阻肺患者肺癌患病率的增加可能通过患者体内的慢性炎症和氧化应激状态的增加有关，释放大量的促炎细胞因子促进肿瘤血管的生成，基质降解酶也能降解细胞外基质促进肿瘤侵袭。对于肺癌合并慢阻肺患者的治疗和常规慢阻肺治疗并无差异，然而共患肺癌的慢阻肺患者，通常会因为肺功能的降低限制手术的可行性，有更差的预后和更多的术后并发症。

2. 支气管扩张

随着 CT 越来越多地用于慢阻肺患者的评估，以前未被发现的支气管扩张得以确诊。有研究显示慢阻肺患者中支气管扩张的发病率随着 GOLD 分级增加而增高。共患支气管扩张的慢阻肺患者预后较差，和病原微生物的慢性感染。细菌定植以及频繁的急性加重相关。

3. 哮喘

哮喘和慢阻肺有着相当密切又复杂的关系。哮喘和慢阻肺都是慢性气道疾病，而慢阻肺和哮喘共患的患者不在少数。和慢阻肺患者相比，共患哮喘的患者生活质量受损更严重，急性加重更频繁。关于治疗，对于哮喘和慢阻肺而言，吸入治疗是最基本的手段，目前推荐共患哮喘的患者使用 ICS 加支气管舒张剂治疗。此外，辅以氧疗、肺康复治疗等其他治疗手段[4]。

4. 阻塞性睡眠呼吸暂停(OSA)

阻塞性睡眠呼吸暂停是一种以反复气道塌陷导致呼吸暂停为特征的睡眠障碍。OSA 患者共患慢阻肺后会出现更频繁的血氧饱和度下降,出现低氧血症和高碳酸血症。阻塞性睡眠呼吸暂停综合征的治疗在慢阻肺和非慢阻肺患者中没有明显区别。其治疗是通过对组成性疾病的分别治疗,即依照指南要求治疗慢阻肺,同时通过体重减轻和持续气道正压通气以保证充足的氧合作用,防止睡眠呼吸障碍。

(二)心血管疾病

1. 缺血性心脏病

慢阻肺患者中缺血性心脏病的患病率在 $16.1\%\sim53\%$,包括冠状动脉疾病,心绞痛和心肌梗死等。呼吸系统和心血管系统相互作用的病理生理过程是复杂的,且部分药物治疗慢阻肺的过程中其潜在不良反应可能转换成心血管方面的不良事件。慢阻肺患者缺血性心脏病患病率增加的机制可能和全身性炎症加速动脉粥样硬化和血管内皮功能障碍有关[5]。有研究发现中到重度阻塞的慢阻肺患者患缺血性心脏病的风险更高[6],其中心电图中出现缺血性变化的慢阻肺患者,6 分钟步行距离明显缩短,急性加重发作后症状缓解时间延长,呼吸困难评分增高,这都可能直接导致健康状况下降。另外,在慢阻肺患者急性加重发作期间和 30 天后,患有缺血性心脏病的患者心肌损伤的风险更高。不管患者是否患有慢阻肺,缺血心性心脏病的治疗都应该遵照诊疗指南。值得注意的是,心脏选择性 β_2 受体阻断剂的使用对于稳定期的慢阻肺患者是安全的,在急性加重期的患者则要慎重使用。而目前证据支持在患有心血管疾病的慢阻肺患者中,他汀类药物因具有多效性可同时发挥作用。

2. 外周血管性疾病

外周血管性疾病是出现动脉粥样硬化的过程,上下肢动脉都可以累及。在一项大型慢阻肺患者队列研究中发现,在所有不同严重程度的慢阻肺患者中,8.8%诊断为外周血管性疾病,远高于非慢阻肺患者的对照组[7]。慢阻肺患者共患外周血管性疾病后表现出更严重的功能障碍和更糟糕的健康状况。所以临床医生应该充分考虑到慢阻肺患者共患外周血管性疾病时面临的血管事件的风险。

3. 高血压

高血压是慢阻肺患者中最常发生的共患疾病。高血压与慢阻肺患者体内全身炎症反应状态增高有关,并且和 MRC 呼吸困难评分,运动能力下降,气流阻塞有关[8]。在最近的高血压诊疗指南中,选择性 β 受体阻断剂的地位不再突出,也没有依据认为在慢阻肺患者中 β 受体阻断剂会降低 LABA 治疗的获益。因此慢阻肺和高血压的治疗应该分别按照常规的诊疗指南。

(三) 代谢性疾病

1. 糖尿病和代谢综合征

糖尿病也是慢阻肺患者常见的共患疾病。据报道,在慢阻肺患者中糖尿病的发病率高达 18.7%,而代谢综合征的发病率估计高于 30%[8]。用以解释慢阻肺和糖尿病之间关系的潜在机制可能是体脂指数的增加、呼吸顺应性的改变、呼吸肌无力和其他还未明确的因素[9]。慢阻肺患者罹患糖尿病和代谢综合征的相对风险比健康人群更高。糖尿病的发病会进一步影响慢阻肺患者的预后,主要表现在缩短第一次住院时间,延长住院天数,增加急性加重时死亡的风险[10]。目前没有证据表明慢阻肺患者共患糖尿病时治疗有何差别,同样按照相应指南进行治疗。

2. 骨质疏松

骨质疏松是一种主要的慢阻肺共患疾病,其患病率在8.4%~69%不定。然而因为症状不显著常常被忽视。慢阻肺和骨质疏松的关系极为密切,不仅表现在拥有共同的危险因素像年老和吸烟等,还进一步体现在慢阻肺患者本身存在系统性炎症反应、活动减少和使用糖皮质激素治疗[11],这些都是骨质疏松发病的潜在机制。越来越多的证据表明骨质疏松和肺气肿,低体重指数,低体脂相关[12, 13]。慢阻肺患者中骨质疏松的存在对预后有负面影响,主要是由于骨质疏松导致的胸椎压缩性骨折和疼痛从而继发呼吸困难,运动耐量和肺活量降低等一系列问题。慢阻肺患者合并骨质疏松没有特定的治疗方法,一般遵循指南推荐补充钙和维生素 D 等。由于全身糖皮质激素的使用会显著增加骨质疏松的风险,应当尽可能地避免慢阻肺患者反复发作的急性加重。

(四) 其他合并症

1. 胃食管反流

与普通健康人群相比,慢阻肺患者胃食管反流的发病率很高,但很少有典型的胃食管反流症状,因此很少受到关注。胃食管反流和呼吸系统疾病关系密切,已有研究发现胃食管反流可以通过食管-支气管反射和气道高反应性等机制加重哮喘的症状[14]。在慢阻肺患者中发现患者的缺氧和支气管阻塞与胃食管反流的严重程度相关[15],并且证实胃食管反流是慢阻肺急性加重的独立危险因素,但其潜在机制现仍不明了[5]。胃食管反流的治疗方案不因慢阻肺的存在发生改变。质子泵抑制剂是胃食管反流的常用治疗药物,一项小型单盲试验发现它能降低急性加重的风险,但能否有效预防急性加重及是否为慢阻肺合并胃食管反流的最佳治疗方案还存在争议,有待进一步研究。

2. 焦虑抑郁

在慢阻肺患者中,焦虑和抑郁常常伴随出现。在稳定期慢阻肺患者中抑郁症的发病率在 $10\% \sim 42\%$,焦虑症的发病率在 $10\% \sim 19\%$ [16, 17]。焦虑和抑郁作为精神性疾病,其症状往往和慢阻肺的症状重叠,因此时常得不到充分的认识和及时的治疗。慢阻肺与抑郁和焦虑之间的机制尚未确定,但有人认为慢阻肺和抑郁症之间可能存在双向关系[18],即互为因果。焦虑和抑郁的危险因素包括身体残疾,呼吸系统症状(主要是呼吸困难),共病数量增加,社会经济地位低,生活质量差。此外,焦虑和抑郁代表戒烟的可能性降低,药物治疗以及肺部康复的依从性差。另外,焦虑与抑郁通常还和年轻、女性、吸烟、低 FEV_1、咳嗽、高圣乔治评分和心血管疾病史相关[16, 19]。慢阻肺患者共患焦虑和抑郁预示着生活质量的下降、运动能力下降、住院时间延长和死亡率的增加。目前慢阻肺患者合并焦虑抑郁时同样适用符合相应指南的治疗方法,比如认知行为疗法、抗抑郁药物和抗焦虑药物。

二、慢阻肺和共患疾病的管理[5, 8, 20]

慢阻肺合并症可以分为两类,一类是和慢阻肺有共同的危险因素和发病机制的疾病,即是由慢阻肺引起的疾病;另一类是该合并症本身在普通人群中就表现出较高的发病率才与慢阻肺共存,进而影响住院率和死亡率的疾病。随着对慢阻肺共患疾病的潜在机制逐步深入了解,发现疾病共存以及相互作用的复杂性给管理和治疗带来了难度。

慢阻肺的管理和治疗是以临床指南为基石,通过适当的治疗(药物或非药物)实现减少症状、减轻急性加重频率及严重性、改善健康状况和运动耐量的目的。吸入疗法是慢阻肺治疗的常用治疗方法,减少肺部炎症,从而减少由肺部溢出进入体循环的炎症反应。慢阻肺治疗药物有:β_2 受体激动剂(SABA,LABA),抗胆碱能药(LAMA),茶碱类药物,吸入激素,系统性糖皮质激素,磷酸二酯酶 4 抑制剂等。药物治疗方案都需要针对不同患者制定,以症状的严重程度、恶化的风险、药物的可获得性和患者的药物反应为依据。各种药物治疗时应同时考虑对共患疾病的影响。

1. 激素

① 吸入激素被广泛应用于慢阻肺的治疗,可单独使用也可和 LABA 联合。它可以降低慢阻肺患者的全因死亡率及心血管相关死亡率。没有充分证据表明吸入激素对慢阻肺的共患疾病有临床获益。有研究发现 3 年内吸入激素没有导致骨质疏松恶化的临床特征出现,但目前还未有长期测量骨密度变化的研

究。② 口服激素可能会加重共患的心力衰竭，并增加心律失常的风险。当用于慢阻肺患者治疗时，因其具有潜在的不良反应，要密切监测高血压、糖尿病、骨质疏松症等情况，根据指南建议限量服用。

2. β_2受体激动剂

有研究认为 β_2 受体激动剂可以增加骨骼肌质量和强度，并防止疲劳，提示有可能改善慢阻肺患者骨骼肌（包括呼吸肌）无力的症状。随之而来的问题是 β_2 受体激动剂的使用和心血管疾病相关。其中 LABA 和心力衰竭患者住院率和死亡率的增高有关，并且和心力衰竭事件风险的增加有关。

3. 抗胆碱药物

越来越多的证据支持乙酰胆碱可以从非神经元细胞如上皮细胞中释放，并激活免疫细胞包括中性粒细胞和巨噬细胞等，这暗示了抗胆碱能药物在慢阻肺患者中可以发挥潜在的抗炎作用。噻托溴铵和慢阻肺患者的全因死亡、心血管事件死亡率及心血管事件风险降低有关。

4. 茶碱类药物

小剂量口服茶碱可以减轻慢阻肺患者的中性粒细胞炎症和痰液中的细胞因子 CXCL8，目前仍无依据说明茶碱类药物对慢阻肺的共患疾病有任何获益。同时茶碱类药物和心律失常及房颤的风险增加相关。

慢阻肺患者合并隐匿性慢性肾衰竭时，要注意监测通过肾脏清除的水溶性药物引起的相关不良反应，特别是用于治疗心血管并发症的噻嗪类药物和地高辛，以及用于治疗慢阻肺急性加重的抗生素。

除了药物治疗,慢阻肺有众多非药物治疗途径包括:戒烟、流感和肺炎链球菌疫苗的接种、肺康复治疗及运动锻炼等。非药物治疗手段可能对很多慢阻肺的共患疾病有潜在影响。如定期适当运动锻炼对心血管疾病、糖尿病、肌肉骨骼疾病有益。

三、小结

慢阻肺是一种系统性的炎症反应,这种认识正在被越来越多的人接受。所以我们的目光不再单纯聚焦在呼吸系统。而药物治疗和非药物治疗方案的有机结合恰恰强调了多学科系统性方法对于改善慢阻肺共患疾病患者临床预后的重要性。对于患有共病的慢阻肺患者的管理和医学干预需要一种整体的方法,这套整体的方法应该包括三个方面:① 基于药物和非药物治疗的慢阻肺的管理;② 基于指南的特定共病的管理;③ 针对慢阻肺与共患疾病的危险因素的改善。(图 5 - 1)

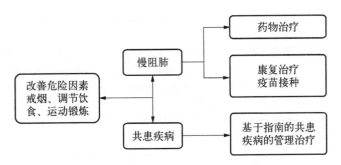

图 5 - 1 慢阻肺合并症医疗干预的整体方法

慢阻肺的共患疾病十分普遍,共患疾病的存在带来了沉重的经济负担,降低了生活质量,增加了疾病恶化的风险,提高了死亡率。慢性病管理指南已逐步提出针对患有共病的慢阻肺患者的管理和医疗干预,还有待更多深入的研究。

(复旦大学附属华东医院　葛海燕)

参考文献

[1] Global Strategy for Prevention, Diagnosis and Management of COPD. 2020 Report. https://goldcopd.org/gold-reports/.

[2] VANFLETEREN LE, SPRUIT MA, GROENEN M, et al. Clusters of comorbidities based on validated objective measurements and systemic inflammation in patients with chronic obstructive pulmonary disease [J]. Am J Respir Crit Care Med, 2013, 187(7): 728 - 735.

[3] YOUNG RP, HOPKINS RJ, CHRISTMAS T, et al. COPD prevalence is increased in lung cancer, independent of age, sex and smoking history [J]. Eur Respir J, 2009, 34(2): 380 - 386.

[4] 周爱媛,周子靖,邓玎玎,等. 支气管哮喘慢性阻塞性肺疾病重叠最新研究进展 [J]. 中国医师杂志, 2019, 21(10): 1456 - 9,63.

[5] SMITH MC, WROBEL JP. Epidemiology and clinical impact of major comorbidities in patients with COPD [J]. Int J Chron Obstruct Pulmon Dis, 2014, 9: 871 - 888.

[6] ANDRE S, CONDE B, FRAGOSO E, et al. COPD and Cardiovascular Disease [J]. Pulmonology, 2019, 25(3): 168 - 176.

[7] HOUBEN-WILKE S, JORRES RA, BALS R, et al. Peripheral Artery Disease and Its Clinical Relevance in Patients with Chronic Obstructive Pulmonary Disease in the COPD and Systemic Consequences-Comorbidities Network Study [J]. Am J Respir Crit Care Med, 2017, 195(2): 189 - 197.

[8] HILLAS G, PERLIKOS F, TSILIGIANNI I, et al. Managing comorbidities in COPD [J]. Int J Chron Obstruct Pulmon Dis, 2015, 10: 95 - 109.

[9] MANNINO DM, THORN D, SWENSEN A, et al. Prevalence and outcomes of diabetes, hypertension and cardiovascular disease in COPD [J]. Eur Respir

J，2008，32(4)：962 - 969.

[10] BAKER EH，JANAWAY CH，PHILIPS BJ，et al. Hyperglycaemia is associated with poor outcomes in patients admitted to hospital with acute exacerbations of chronic obstructive pulmonary disease [J]. Thorax，2006，61 (4)：284 - 289.

[11] 成玮，陈平. 慢性阻塞性肺疾病与合并症 [J]. 中国医师杂志，2019，21(10)：1441 - 1443.

[12] BOLTON CE，CANNINGS-JOHN R，EDWARDS PH，et al. What community measurements can be used to predict bone disease in patients with COPD? [J]. Respir Med，2008，102(5)：651 - 657.

[13] BOLTON CE，IONESCU AA，SHIELS KM，et al. Associated loss of fat-free mass and bone mineral density in chronic obstructive pulmonary disease [J]. Am J Respir Crit Care Med，2004，170(12)：1286 - 1293.

[14] CASANOVA C，BAUDET JS，DEL VALLE VELASCO M，et al. Increased gastro-oesophageal reflux disease in patients with severe COPD [J]. Eur Respir J，2004，23(6)：841 - 845.

[15] BORDONI B，MARELLI F，MORABITO B，et al. Low back pain and gastroesophageal reflux in patients with COPD：the disease in the breath [J]. Int J Chron Obstruct Pulmon Dis，2018，13：325 - 334.

[16] MAURER J，REBBAPRAGADA V，BORSON S，et al. Anxiety and depression in COPD：current understanding，unanswered questions，and research needs [J]. Chest，2008，134(4 Suppl)：43S - 56S.

[17] PANAGIOTI M，SCOTT C，BLAKEMORE A，et al. Overview of the prevalence，impact，and management of depression and anxiety in chronic obstructive pulmonary disease [J]. Int J Chron Obstruct Pulmon Dis，2014，9：1289 - 1306.

[18] YOHANNES AM，ALEXOPOULOS GS. Depression and anxiety in patients with COPD [J]. Eur Respir Rev，2014，23(133)：345 - 349.

[19] HANANIA NA，MULLEROVA H，LOCANTORE NW，et al. Determinants of depression in the ECLIPSE chronic obstructive pulmonary disease cohort [J]. Am J Respir Crit Care Med，2011，183(5)：604 - 611.

[20] BARNES PJ，CELLI BR. Systemic manifestations and comorbidities of COPD [J]. Eur Respir J，2009，33(5)：1165 - 1185.

第六章

慢性阻塞性肺疾病稳定期药物治疗及常用药物介绍

慢阻肺稳定期的治疗目标是减轻患者的症状、降低急性发作频率和严重程度、改善患者的健康状态和运动耐量。制订药物治疗方案时应因人而异,根据患者症状的严重程度、急性加重风险、药物的可获得性以及患者的反应而定。

一、慢阻肺常用药物分类

（一）支气管扩张剂

支气管扩张剂可松弛支气管平滑肌、扩张支气管、缓解气流受限,是控制慢阻肺患者症状的主要治疗措施。由于吸入剂的不良反应小,因此多首选吸入治疗。吸入治疗时要注意药物输送的有效性,注意训练患者的吸入技术。

1. β_2受体激动剂

β_2受体激动剂通过激动 β 肾上腺素能受体,增加 cAMP 浓度而松弛气道平滑肌。按疗效持续时间可分为短效和长效两类。

短效 β_2 受体激动剂(SABA)：主要有沙丁胺醇和特布他林等，数分钟内起效，15～30 分钟达到峰值，疗效持续 4～6 小时，每次剂量 100～200 μg，每日不超过 8～12 喷。主要用于缓解症状，按需使用[1,2]。

长效 β_2 受体激动剂(LABA)：主要有福莫特罗、沙美特罗和茚达特罗等。福莫特罗、沙美特罗作用持续 12 小时以上。吸入福莫特罗后 1～3 分钟起效，常用剂量为 4.5～9 μg，每日 2 次。吸入沙美特罗后 30 分钟起效，常用剂量为 25～50 μg，每日 2 次。茚达特罗起效快，支气管扩张作用长达 24 小时，常用剂量为 150～300 μg，每日 1 次吸入。其他新型长效 β_2 受体激动剂还有奥达特罗、维兰特罗等[1,3]。

β_2 受体激动剂的副作用：窦性心动过速、心律失常、肌肉震颤。虽然可以出现低钾血症和休息时氧耗增加，但人体对这两种反应表现为快速耐受。PaO_2 可有轻度下降，其临床意义不明[1]。

2. 抗胆碱能药

支气管的收缩及黏液的分泌由胆碱能神经通过毒蕈类胆碱受体(M 受体)调节。人肺 M 受体有 5 种亚型，M1 和 M3 受体介导支气管收缩和黏膜下腺兴奋，M2 受体位于神经末梢突触前膜，通过抑制副交感神经末梢释放乙酰胆碱起负反馈调节作用，M4、M5 受体在人气道中的作用尚不明确[4]。抗胆碱能药也分为短效(SAMA)和长效(LAMA)两类。短效抗胆碱能药主要有异丙托溴铵，对 M 受体亚型无选择性，定量吸入时开始作用时间较沙丁胺醇等短效 β_2 受体激动剂略慢，但其持续时间长,30～90 分钟达最大效果,可维持 6～8 小时,使用剂量为 40～80 μg(每喷 20 μg),每日 3～4 次。长效抗胆碱能药主要有噻托溴铵,其与 M2 受体的解离速度快于 M1 和 M3,因此被认为可选择性作用于 M1 和 M3 受体,作用长达 24 小时以上,吸入剂量为 18 μg,每日 1 次[1,2]。有研究显示,早期慢阻肺患者使用噻托溴铵治疗可增加 FEV_1、降低中度恶化次数、降低吸入支气管扩张剂后 FEV_1 的下降率[5]。其他长效抗胆碱能药还有格隆溴铵、乌美溴铵、阿地溴铵等[1]。

抗胆碱能药非常安全,不良反应有口干、偶有前列腺症状。有报道异丙托溴铵可使心血管事件发生率轻度增加,但尚需进一步研究证实。面罩雾化给药时可能会导致急性青光眼[1]。

慢阻肺患者常用吸入及雾化支气管扩张剂的用法及作用持续时间见表 6-1。

3. 茶碱类药

此类药物属于非选择性磷酸二酯酶抑制剂,可解除气道平滑肌痉挛。该药还有改善心搏出量、扩张全身和肺血管、增加水盐排出、兴奋中枢神经系统、改善呼吸肌功能及某些抗炎作用。但在一般治疗剂量的血浓度下,茶碱的其他多方面作用不很突出[2]。茶碱的治疗效果不如吸入长效支气管扩张剂,因此如果有吸入长效支气管扩张剂可用的话,不建议使用茶碱类药。但最近有研究显示,茶碱与沙美特罗合用有进一步改善 FEV_1、缓解患者气短症状的作用[1]。使用茶碱时需注意,茶碱的治疗浓度与中毒浓度非常接近,血液中茶碱浓度>5 mg/L 即有治疗作用,>15 mg/L 时不良反应明显增加[2]。因此,监测茶碱的血浓

表 6-1　常用吸入及雾化支气管扩张剂

化学名及剂型	商品名	规格	用法	作用持续时间
β₂受体激动剂				
短效(SABA)				
沙丁胺醇气雾剂	万托林舒喘灵等	100 μg×200 喷	100~200 μg/次，prn 每天≤8~12 喷	4~6 小时
沙丁胺醇雾化液		5 mg/2.5 ml 2.5 mg/2.5 ml	2.5~5 mg/次，qid	4~6 小时
特布他林雾化液	博利康尼	5 mg/2 ml	5 mg/次，tid	4~6 小时
长效(LABA)				
茚达特罗粉雾剂	昂润	150 μg×30 粒	150~300 μg/次，qd	24 小时
奥达特罗喷雾剂	思喜迪能倍乐	2.5 μg×60 揿	5 μg/次，qd	24 小时
抗胆碱能药				
短效(SAMA)				
异丙托溴铵气雾剂	爱全乐	20 μg×200 喷	40~80 μg/次，tid-qid	6~8 小时
异丙托溴铵雾化液	爱全乐	500 μg/2 ml	500 μg/次，tid-qid	6~8 小时
长效(LAMA)				
噻托溴铵粉雾剂	思力华 天晴速乐 彼多益	18 μg×10 粒 18 μg×6 粒	18 μg/次，qd	24 小时

续 表

化学名及剂型	商品名	规格	用法	作用持续时间
噻托溴铵喷雾剂	思力华能倍乐	2.5 μg×60揿	5 μg/次,qd	24 小时
格隆溴铵粉雾剂	希润	50 μg×30粒	50 μg/次,qd	12~24 小时
在一个装置中同时含有短效 β_2 受体激动剂和短效抗胆碱能药（SABA / SAMA）				
沙丁胺醇/异丙托溴铵雾化液	可必特	3 mg/500 μg/2.5 ml	2.5 ml/次,tid-qid	6~8 小时
在一个装置中同时含有长效 β_2 受体激动剂和长效抗胆碱能药（LAMA / LABA）				
格隆溴铵/茚达特罗粉雾剂	杰润	50 μg/110 μg×30吸	1 吸/次,qd	12~24 小时
乌美溴铵/维兰特罗粉雾剂	欧乐欣	62.5 μg/25 μg×30吸	1 吸/次,qd	24 小时
噻托溴铵/奥达特罗喷雾剂	思合华能倍乐	2.5 μg/2.5 μg×60揿	2 揿/次,qd	24 小时
在一个装置中同时含有长效 β_2 受体激动剂和吸入激素（LABA / ICS）*				
福莫特罗/倍氯米松气雾剂	启尔畅	6 μg/100 μg×120喷	1~2 喷/次,bid	12 小时
福莫特罗/布地奈德粉雾剂	信必可	4.5 μg/160 μg×60吸	1~2 吸/次,bid	12 小时
		9 μg/320 μg×60吸	1 吸/次,bid	
沙美特罗/氟替卡松粉雾剂	舒利迭	50 μg/250 μg×60吸 50 μg/500 μg×28吸	1 吸/次,bid	12 小时
维兰特罗/氟替卡松粉雾剂	万瑞舒	25 μg/100 μg×30吸	1 吸/次,qd	24 小时

* 吸入 LABA/ICS 后需用水漱口吐出

度对估计疗效和不良反应有一定意义。茶碱经细胞色素 P450 混合功能氧化酶代谢,吸烟、饮酒、服用抗惊厥药和利福平等可增加茶碱代谢、缩短茶碱半衰期。老年人、持续发热、心力衰竭、肝功能损害较重者,以及同时应用西咪替丁、大环内酯类药物(红霉素、克拉霉素、罗红霉素)、氟喹诺酮类药物(依诺沙星、环丙沙星)和口服避孕药等均可增加茶碱的血浓度,此时应注意调整茶碱的使用剂量[2]。

茶碱类药的不良反应:房性和室性心律失常(可能会致命)、癫痫大发作、头痛、失眠、恶心、烧心[1]。

(二) 抗炎药

1. 糖皮质激素

对于长效支气管扩张剂治疗下仍有恶化的患者,可加用吸入激素治疗(ICS)。不推荐对慢阻肺患者采用单一 ICS 治疗。大多数研究显示单独 ICS 不能阻止慢阻肺患者 FEV_1 的长期降低趋势,也不降低死亡率[1]。对有恶化史的中～极重度慢阻肺患者而言,ICS 联合 LABA 在改善肺功能、生活质量、减少急性发作次数方面要较单一制剂更有效[1]。ICS/LAMA/LABA 三联治疗则要比 ICS/LABA、LABA/LAMA、LAMA 单药更有效[1]。最近的研究显示,血嗜酸细胞数可预估患者对 ICS 的反应:含 ICS 的治疗方案对血嗜酸细胞数<100 个/μl 的患者几乎没有疗效,最有可能从 ICS 中获益的是血嗜酸细胞数>300 个/μl 的患者[1]。此外,ICS 的疗效还与患者的恶化史有关,对于前一年有≥2 次恶化或 1 次住院的患者,含 ICS 的治疗方案效果较好[1]。目前常用的含 ICS 的药物有舒利迭(氟替卡松/沙美特罗)、信必可(布地奈德/福莫特罗)、启尔畅(倍氯米松/福莫特罗）。口服激素有明显的不良反应，其中一个重要的不良反应是类固醇肌病。对于极重度慢阻肺患者来说，类固醇肌病可致患者肌肉无力、功能下降和呼吸衰竭。因此稳定期慢阻肺患者不建议长期口服激素治疗。慢阻肺急性加重期则建议全身使用激素，因为全身使用激素可改善患者的症状、肺功能、降低治疗失败率，缩短住院天数，预防以后的急性恶化[1]。

对于长期吸入激素的慢阻肺患者能否停用激素，目前的研究结论不一。有报道慢阻肺患者（吸入支气管扩张剂前的 FEV_1 在 25％～80％预计值之间）停用吸入激素后恶化风险增加、生活质量下降[6]。另有报道，重度、极重度 COPD 患者在 3 个月内逐步撤除吸入激素，不增加恶化风险，但肺功能显著下降[7]。最近的研究显示，对于基线血嗜酸细胞≥300 个/μl 的患者，撤除 ICS 可导致 FEV_1 下降、恶化次数增加[8]。

吸入激素的不良反应：口腔念珠菌感染、声音嘶哑、皮肤擦伤，并增加肺炎的发生率。长期吸入激素对骨密度和骨折的影响结论不一[1]。

2. 磷酸二酯酶 4(PDE-4)抑制剂

主要药物有罗氟司特，此药无直接扩张支气管的作用，但能通过抑制细胞内环腺苷酸降解而减轻炎症反应。对于存在慢性支气管炎、重度至极重度气流受限、ICS/LABA 或 ICS/LABA/LAMA 治疗下仍有急性加重的慢阻肺患者，可加用罗氟司特，因其能改善肺功能，降低需激素治疗的中重度急性加重发生率（可降低 15％～20％）。罗氟司特用法：500 mg 每日 1 次口服。注意：磷酸二酯酶 4 抑制剂需与至少一种长效支气管扩张剂联合应用,但不要与茶碱同时应用[1,2]。

罗氟司特的副作用:最常见的有恶心、食欲下降、腹痛、腹泻、睡眠障碍和头痛,发生在治疗早期,具有可逆性,随着治疗时间的延长而消失。对照研究结果显示,罗氟司特治疗期间出现不明原因的体重下降(平均 2 kg),因此建议在治疗期间监测体重,低体重患者避免使用。对有抑郁症状的患者也应慎用[1]。

3. 抗生素

合适治疗下仍有恶化史的患者可加用大环内酯类药物,因为研究显示,阿奇霉素(500 mg 每周 3 次或 250 mg 每日 1 次)、红霉素(500 mg 每日 2 次)服用 1 年可减少恶化率,但对于目前吸烟者效果不佳。注意:阿奇霉素可增加细菌耐药率和听力试验受损的发生率,还可导致 QT 间期延长[1]。

4. 黏液溶解剂和抗氧化剂

对于未接受 ICS 治疗的患者,规律使用黏液溶解剂,如厄多司坦(300 mg 每日 2 次)、羧甲司坦(500 mg 每日 3 次)、N-乙酰半胱氨酸(600 mg 每日 2 次),可降低恶化风险、中度改善健康状态[1]。

5. 其他抗炎药物

2005 年前的两个随机对照研究显示免疫调节剂能降低慢阻肺急性加重的严重程度及频率,但尚需进一步研究证实其长期效果。尚无足够研究探讨尼多考米纳、白三烯调节剂对慢阻肺的治疗作用,因此目前不建议使用[1]。

(三)疫苗

所有慢阻肺患者均建议每年接种 1 次(秋季)或 2 次(秋、冬季)流感疫苗,因能降低慢阻肺患者疾病严重程度和死亡率。对于所有年龄＞65 岁的慢阻肺患者,均建议接种 13 价偶合肺炎球菌疫苗(PCV13)和 23 价肺炎球菌多糖疫苗(PPSV23)。对于年龄≤65 岁、有明显合并症(包括慢性心肺疾病)的慢阻肺患者,建议接种 PPSV23[1,2]。

二、慢阻肺稳定期的药物治疗[1]

首先应鼓励患者戒烟,可辅以必要的戒烟药物;其次应根据患者的症状及急性加重风险对患者进行个体评估,不同组别的患者选择不同的起始治疗方案,见图 6-1。

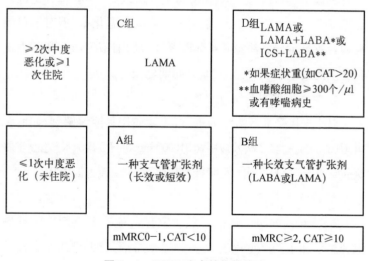

图 6-1 COPD 患者的初始治疗

备注:目前在我国上市的 LAMA＋LABA 有格隆溴铵/茚达特罗(杰润,50 μg/110 μg)、噻托溴铵/奥达特罗(思合华,2.5 μg/2.5 μg)、乌美溴铵/维兰特罗(欧乐欣,62.5 μg/25 μg)

药物治疗途径以吸入为佳。对于所有患者,均应处方短效支气管扩张剂用于迅速缓解症状。A 组患者可选用短效或长效支气管扩张剂。B组患者则应选用一种长效支气管扩张剂,如果呼吸困难严重,初始治疗即可联合使用两种支气管扩张剂,同时评估有无合并症。对于C组患者而言,LAMA在降低恶化率方面优于LABA。D组患者可先以LAMA进行治疗,因为LAMA即能减轻呼吸困难,也能降低恶化次数,如果患者症状重(CAT≥20),尤其是有明显的呼吸困难和/或运动受限,初始治疗可选用LABA+LAMA,因为LABA+LAMA在减轻症状方面优于LAMA。对于血嗜酸细胞≥300个/μl的患者,或有哮喘史的慢阻肺患者,初始治疗可选用ICS+LABA,因为对于这部分患者,ICS+LABA最有可能降低恶化次数。ICS有一些不良反应,如肺炎,因此只有在临床获益大于不良风险时才考虑使用。所有患者均不建议使用茶碱,除非其他可长期使用的支气管扩张剂不能获得或负担不起,也不建议长期单独吸入激素和长期口服激素。

给患者处方吸入药物时,要指导患者如何使用该类药物,确保患者吸入技术正确。治疗期间应定期随访,注意患者是否已经戒烟,原有症状是否改善,有无急性加重(注意急性加重的频率、严重程度、可能原因),有无并发症发生,是否规律用药,吸入技术掌握如何,有无药物不良反应。根据评估结果决定是否需要升级或降级治疗,是否需要更换吸入装置,是否需要在同类药物中换用其他品种(图6-2)。

对于初始治疗后反应良好的患者可维持原有治疗。如果初始治疗疗效不佳,则首先需要判断治疗目标(减轻呼吸困难还是降低急性加重),如果既要减轻呼吸困难,又要降低急性加重,则

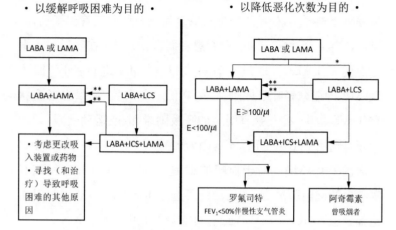

图 6-2 慢阻肺的后续治疗

* 如果血嗜酸细胞(E)≥300 个/μl 或 E≥100 个/μl 伴前一年≥2 次中度恶化/1 次住院

** 如果对 ICS 缺乏反应、最初的用药指征不合适或出现肺炎,考虑撤除 ICS

选用图 6-2 右侧通路。每次更改治疗方案后都需要再次评估和调整。如果缺乏疗效或出现不良反应,应考虑降级治疗。COPD 患者接受治疗后某些症状缓解、可能需要减少治疗时也可考虑降级治疗。对于接受降级治疗的患者更应严密监测和评估。

长效支气管扩张剂单药治疗下仍有持续呼吸困难或运动受限的患者建议联用两种支气管扩张剂。ICS+LABA 治疗下仍有持续呼吸困难或运动受限的患者建议加用 LAMA,即升级为三药联合。如果最初 ICS 的用药指征不合适(如对于无恶化史的患者使用 ICS 来缓解症状)或对 ICS 的治疗缺乏反应或使用 ICS 后出现副作用,可将 ICS+LABA 改为 LABA+LAMA。

注意：对所有患者均应评估有无非 COPD 原因导致的呼吸困难，并给予相应治疗。

长效支气管扩张剂单药治疗下仍有恶化的患者，建议升级为 ICS＋LABA 或 LABA＋LAMA。对于有哮喘史或临床提示存在哮喘的患者优先建议使用 ICS＋LABA。外周血嗜酸细胞计数可预测患者对 ICS 的疗效，每年有 1 次恶化且外周血嗜酸细胞计数≥300 个/μl 的患者最有可能从 ICS＋LABA 的治疗中获益，对于每年有≥2 次中度恶化，或前一年有 1 次需住院的重度恶化的患者，外周血嗜酸细胞计数≥100 个/μl 时也应考虑使用 ICS＋LABA 治疗。LABA＋LAMA 治疗下仍有恶化的患者有两种选择：① 外周血嗜酸细胞计数≥100 个/μl 时，可升级为 ICS＋LABA＋LAMA；② 外周血嗜酸细胞计数＜100 个/μl 时，加用罗氟司特或阿奇霉素。对于 ICS＋LABA 治疗下仍有恶化的患者，可升级为 ICS＋LABA＋LAMA，如果患者对 ICS 缺乏反应或出现副作用，也可改为 LABA＋LAMA 治疗。ICS＋LABA＋LAMA 治疗下仍有恶化的患者有三种选择：① 加用罗氟司特：适用于 FEV_1＜50％、有慢性支气管炎的患者，尤其是前一年有恶化住院史的患者；② 加用大环内酯类药物（尤其是阿奇霉素）：适用于目前不吸烟者。③ 停用 ICS：如果出现 ICS 相关的不良反应（如肺炎）或缺乏疗效，可考虑停用 ICS，但需注意，外周血嗜酸细胞≥300 个/μl 的患者撤除 ICS 时有可能增加恶化风险，需严密监测。

对于慢阻肺导致的肺动脉高压，不建议使用治疗原发性肺动脉高压的药物。随访评估时还需注意患者有无合并症，如阻塞性睡眠呼吸暂停、充血性心力衰竭、缺血性心脏病、心律失常、骨质疏松、抑郁/焦虑、肺癌,并给予相应治疗。肺功能则至少每年复查1次。

(上海交通大学附属第六人民医院　徐凌)

参考文献

［1］Global Strategy for Prevention, Diagnosis and Management of COPD. 2020 Report. https://goldcopd.org/gold - reports/.

［2］中华医学会呼吸病学分会慢性阻塞性肺疾病学组. 慢性阻塞性肺疾病诊治指南(2013 年修订版). 中华结核和呼吸杂志, 2013,36(4): 255 - 264.

［3］中华医学会呼吸病学分会哮喘学组. 支气管哮喘防治指南(支气管哮喘的定义、诊断、治疗和管理方案). 中华结核和呼吸杂志, 2008, 31(3): 177 - 185.

［4］刘旭春, 蒋国华. 抗胆碱能药物在慢性阻塞性肺疾病治疗中的进展. 国际呼吸杂志, 2010, 30(21): 1313 - 1316.

［5］Zhou Y, Zhong NS, Li X, et al. Tiotropium in Early-Stage Chronic Obstructive Pulmonary Disease. N Engl J Med, 2017, 377(10): 923 - 935.

［6］van der Valk P, Monninkhof E, van der Palen J, et al. Effect of discontinuation of inhaled corticosteroids in patients with chronic obstructive pulmonary disease: the COPE study. Am J Respir Crit Care Med, 2002,166(10): 1358 - 1363.

［7］Magnussen H, Disse B, Rodriguez-Roisin R, et al. Withdrawal of inhaled glucocorticoids and exacerbations of COPD. N Engl J Med, 2014, 371(14): 1285 - 1294.

［8］Chapman KR, Hurst JR, Frent SM, et al. Long-Term Triple Therapy De-escalation to Indacaterol/Glycopyrronium in Patients with Chronic Obstructive Pulmonary Disease (SUNSET): A Randomized, Double-Blind, Triple-Dummy Clinical Trial. Am J Respir Crit Care Med, 2018,198(3): 329 - 339.

第七章

慢性阻塞性肺疾病
急性加重处理及流程

一、定义

慢性阻塞性肺疾病急性加重（AECOPD）是一个急性起病的临床过程，其特征为呼吸系统症状突然恶化超出日常变异并引起治疗改变[1-3]。

二、临床表现

AECOPD 的主要表现是：① 咳嗽频率及严重程度增加；② 痰量增加和/或痰液性状改变；③ 呼吸困难加重。除此之外，也可出现心悸、全身不适、失眠、嗜睡、疲乏、抑郁和意识不清等症状。轻症者可以仅有呼吸困难加重或痰量增多，严重者则可伴有急性呼吸衰竭[4]。

体格检查的异常发现常见干啰音和呼吸频率加快，还可能出现讲话困难、使用辅助呼吸肌进行呼吸和反常胸壁/腹部运动。高碳酸血症或低氧血症急性恶化可出现精神状态改变。此外，还应注意可能提示合并症或其他诊断的异常，如发热、低血压、双肺底细湿啰音和外周性水肿[4]。

三、诊断和早期识别

（一）诊断

AECOPD 的诊断主要依靠临床表现，需要注意：① 目前 AECOPD 的判断基于是否使用了额外的医疗资源，并无反映疾病病理生理过程的指标；② 呼吸困难、痰量增多等症状为非特异性，因此 AECOPD 在临床实践中为除外诊断，必须注意排除其他常见的引起类似症状的病症[1]。

（二）诱因

AECOPD 可由多种因素参与。最常见的原因是上呼吸道和气管－支气管感染，主要为病毒、细菌感染[5]。吸烟、空气污染、吸入变应原等环境理化因素、误吸、维持治疗中断等均可导致急性加重。急性加重可以是多种因素共同作用的结果，部分患者原因不明。

（三）早期识别

日记卡等自我监测手段有助于早期发现急性加重。应告知患者认识何为急性加重的症状以及何时应就医，当患者出现运动耐力下降、发热和/或胸部影像学异常时可能为慢阻肺急性加重的征兆。

（四）鉴别诊断

肺炎、急性冠状动脉综合症、充血性心力衰竭、心律失常、气胸、胸腔积液及肺血栓栓塞症等的症状和慢阻肺急性加重类似，也可以是诱发和/或加重急性加重的因素，需要仔细加以鉴别[1]。

四、处理

(一) 病情评价

1. 严重度评价

(1) 按照医疗资源使用情况分为轻、中、重度(图 7 - 1)。

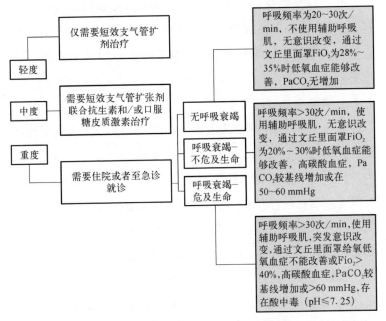

图 7 - 1　慢阻肺急性加重严重程度的判断标准[1]。FiO₂：吸入氧浓度 (fraction of inspired oxygen)；PaCO₂：二氧化碳分压 (partial pressure of carbon dioxide)。

(2) 按照临床情况评估严重度：从临床实践的实用性出发，AECOPD 严重度的评价应基于患者的病史、反映严重程度的体征及实验室和辅助检查。与急性加重前的病史、症状、体征、肺功能、动脉血气和其他实验室检查指标进行对比,对判断慢阻肺急性加重的严重程度评估甚为重要[4]。

病史包括气流受限的严重程度、症状加重或出现新症状的时间、既往急性加重次数(总数/住院次数)、合并症、目前治疗方法和既往机械通气使用情况。对于严重慢阻肺患者,神志变化是病情恶化和危重的指标。是否出现辅助呼吸肌参与呼吸运动、胸腹矛盾呼吸、中心性发绀、外周水肿、右心衰竭、血流动力学不稳定等征象,也有助于判定慢阻肺急性加重的严重程度。

2. 实验室检查的选择

急性加重时实验室和辅助检查的选择取决于患者病史和体征所提示的严重程度以及合并症和需要进行的鉴别诊断。若患者安静状态下无呼吸困难、能够进行日常生活所需的活动,并且不需要急诊处理,则不需进行特别检查,或检测经皮血氧饱和度。若患者需要急诊处理,则应结合病情选择下列检查:① 指脉氧和动脉血气分析:指脉氧可以用来监测和/或调整氧疗方案。如果考虑存在急性呼吸衰竭或慢性呼吸衰竭急性加重的情况,或实施机械通气前,需查动脉血气分析。② 血液检查:血红细胞计数及血细胞比容有助于了解有无红细胞增多症或贫血、出血。部分患者血白细胞计数增高及中性粒细胞核左移可为气道感染提供佐证。C 反应蛋白(CRP)和降钙素原(PCT)显著升高有助于判断有无细菌感染。生化检查有助于确定引起AECOPD 的其他因素,如电解质紊乱(低钠、低钾和低氯血症等)、糖尿病危象或营养不良等,也可发现合并存在的代谢性酸碱失衡。血浆 D-二聚体阴性有助于排除低危患者的急性肺动脉栓塞。肌钙蛋白（cTNT）有助于检出心肌缺血。血浆脑利钠肽（BNP）有助于鉴别心功能不全。③ 影像学检查：胸部 X 线和/或 CT 检查有助于鉴别 AECOPD 与其他具有类似症状的疾病。增强 CT 肺动脉血管成像对诊断肺栓塞有重要价值,放射性核素通气灌注扫描对发现段以下肺动脉栓塞有一定诊断价值。④ 心电图和超声心动图对诊断心律失常、心肌缺血和右心室肥厚有所帮助。⑤ 临床微生物学检查：有抗菌治疗指征的患者若对初始抗生素治疗反应不佳,则应进行气道分泌物涂片、培养及药物敏感性试验。不推荐常规检测呼吸道病毒。对于住院和可疑流行性感冒的患者,可以进行快速抗原筛查和实时定量 PCR 检查。⑥ 急性加重期间不推荐进行肺功能检查[1,4]。

(二) 决定治疗场所

应综合考虑疾病严重度和合并症情况、患者意愿、家庭支持是否充分、医疗资源可及性等因素决定治疗场所（表 7-1）。

AECOPD 早期、病情较轻的患者可以在基层医疗卫生机构治疗,但需注意病情变化,一旦初始治疗效果不佳,病情进一步加重,需及时转送二级及以上医院诊治。如为中重度急性加重,经过紧急处理后症状无明显缓解,需要住院或行机械通气治疗,应考虑紧急转诊至上级医疗机构。

(三) 急性加重的药物治疗

治疗目标为最小化本次急性加重的影响,综合评估患者的急性加重危险因素并制订方案预防再次急性加重的发生。根据

表7～1 慢阻肺急性加重的处理流程

第一步 初步评估以寻找诱因和影响因素，评估严重程度，确定有无合并症

1. 了解稳定期慢阻肺情况、本次急性加重的症状和体征

- 提示严重慢阻肺急性加重：辅助呼吸肌参与呼吸运动，不能平卧、语不成句，大汗淋漓，烦躁，胸廓矛盾运动，经初始处理后未能改善。
- 提示危及生命：严重呼吸困难，严重发绀，血流动力学不稳定，意识模糊甚至昏迷。

2. 选择实验室和辅助检查

- 若患者安静状态下无呼吸困难，能够进行日常生活所需的活动，不需要急诊处理，则评估症状、体征和/或血氧饱和度（指脉氧）。
- 患者需要急诊处理，一般应进行下列检查：血氧饱和度（指脉氧）和/或血气分析，胸片和/或CT，血常规和生化，并根据可疑的合并症和鉴别诊断进行相应检查。

第二步 决定治疗场所

- 需要住院治疗，到医院就医或住院治疗的潜在指征（需参考当地资源）：① 症状明显加重，如突然出现静息状况下呼吸困难；② 重度慢阻肺；③ 出现新的体征或原有体征加重（如发绀、外周水肿）；④ 急性呼吸酸中毒或慢性呼吸性酸中毒或慢性呼吸性酸中毒急性加重；⑤ 有严重的合并症（如心力衰竭或新近发生的心律失常）；⑥ 初始治疗方案无效或效果不佳；⑦ 频繁急性加重史；⑧ 诊断不明确；⑨ 高龄；⑩ 院外治疗无效或缺乏支持条件。
- 收住ICU的适应证（需参考当地资源）：① 严重呼吸困难且对初始治疗反应不佳；② 意识障碍（如嗜睡、昏迷等）；③ 经氧疗和无创机械通气治疗后仍持续或呈进行性恶化，和/或严重/进行性加重的呼吸性酸中毒（pH＜7.25）；④ 需要有创机械通气；⑤ 血流动力学不稳定需要使用升压药。

续表

第三步　制定并实施治疗方案

	院外治疗	普通病房治疗	ICU治疗
患者教育、氧疗和呼吸支持	检查吸入技术,考虑使用储物罐	氧疗,考虑无创通气	氧疗或机械通气
支气管扩张剂	单一应用短效β_2受体激动剂,或联合应用抗胆碱能药物,适当增加以往所用支气管扩张剂的剂量及频度,较严重的患者可给予较大剂量雾化治疗数日,可考虑加用长效支气管扩张剂	①增加短效支气管扩张剂的剂量和/或频度;②联合应用短效β_2受体激动剂和抗胆碱能药物;③使用储物罐或雾化器	
糖皮质激素	口服,考虑应用吸入	口服或静脉,考虑应用定量雾化吸入	口服或静脉,考虑应用定量吸入或雾化吸入
抗感染治疗	有指征者依据患者急性加重的严重程度及常见的致病菌,结合患者所在地区致病菌及耐药菌的流行情况选行抗感染药物	有指征者依据患者急性加重的严重程度及常见的致病菌,结合患者所在地区致病菌及耐药菌的流行情况和/或临床微生物学检测结果选择抗感染药物	依据患者急性加重的严重度及常见的致病菌,结合患者所在地区常见的致病菌及耐药菌的流行情况和/或临床微生物学检测结果选择抗感染药物
病情监测、并发症的预防和处理,合并症处理	注意病情变化,及时决定送医院治疗的时机	①对患者情况进行密切监测:生命体征、呼吸形式、氧分析和(或)心电图等。监测液体平衡和营养状况;②考虑使用皮下肝素注射或低分子肝素;③鉴别或治疗合并症。	①对患者情况进行密切监测:生命体征,呼吸形式,氧合体平衡,血糖和营养状况;②考虑使用皮下肝素注射或低分子肝素;③鉴别或治疗合并症。

续 表

第四步 治疗反应评价
- 评价对治疗的反应，重复第一步到第三步。
- 住院患者的出院标准：① 能够使用长效支气管扩张剂，即 $β_2$ 受体激动和/或抗胆碱药联合或不联合吸入糖皮质激素；② 吸入短效 $β_2$ 受体激动剂不多于每 4 小时一次；③ 如果患者之前是非卧床的，需能在室内行走；④ 患者能够进食，且睡眠不会被呼吸困难而频频打断；⑤ 患者临床稳定 12～24 小时；⑥ 动脉血气分析稳定 12～24 小时；⑦ 患者（或陪护）完全明白药物的正确使用方法；⑧ 随访和家庭照顾安排妥当（如随访医务人员、氧疗设备等）；⑨ 临床医师认为患者可以在家中治疗。

第五步 出院安排及随访
- 出院时确认：① 确保已制定了有效的家庭维持药物治疗方案；② 对维持药物治疗方案进行再次评价；③ 针对维持治疗方案的作用进行教育；④ 指导如何完成糖皮质激素和抗生素治疗；⑤ 评价是否需要长期氧疗；⑥ 确定已安排 4～6 周后随访；⑦ 提供合并症的处理和随访计划。
- 出院 4～6 周随访时的评价项目：① 对日常生活环境的适应能力；② 检测 FEV_1；③ 对药物吸入技术进行再次评价；④ 对治疗方案的理解程度；⑤ 对是否需要长期氧疗和/或家庭雾化治疗进行再评价；⑥ 体力活动和日常活动的能力；⑦ CAT 或 mMRC；⑧ 合并症的情况。
- 之后进入稳定期患者管理。

慢阻肺急性加重和/或伴随疾病的严重程度,患者可以院外治疗或住院治疗并采取相应的治疗措施(表 7 - 1)。多数患者可以使用支气管扩张剂、激素和抗生素在院外治疗[1-4]。

1. 支气管扩张剂

短效支气管舒张剂雾化吸入治疗较适用于 AECOPD 的治疗。可适当增加以往所用支气管舒张剂的剂量及频度,选择单一吸入短效 $β_2$ 受体激动剂或联合应用吸入短效 $β_2$ 受体激动剂和短效抗胆碱药物。对较严重的病例可给予较大剂量雾化治疗数日,如沙丁胺醇 2 500 $μg$、异丙托溴铵 500 $μg$,或沙丁胺醇 1 000 $μg$ 加用异丙托溴铵 250~500 $μg$ 雾化吸入,每日 2~4 次[4]。

对于病情较严重者可考虑静脉滴注茶碱类药物,由于茶碱类药物的血药浓度个体差异较大,治疗窗较窄,监测血清茶碱浓度对评估疗效和避免发生不良反应都有一定意义[1,4]。

2. 糖皮质激素

院外治疗的患者症状较重及有频繁急性加重史的患者除使用支气管扩张剂外,还可考虑口服激素,推荐泼尼松每日 30~40 mg,疗程 5 天;也可用激素联合短效 $β_2$ 受体激动剂雾化吸入治疗[1]。

住院的 AECOPD 患者宜在应用支气管扩张剂基础上,口服或静脉滴注激素。激素剂量要权衡疗效及安全性,建议口服泼尼松 30~40 mg/d,疗程 5 天,一般不超过 5~7 天,对个别患者视情况逐渐减量停药;也可以静脉给予甲泼尼龙 40 mg,每日 1 次,根据病情改为口服;对于非重症患者,雾化吸入布地奈德可替代口服激素治疗。

3. 抗菌药物

(1) 指征：AECOPD 抗菌治疗的临床指征为：① 同时具备呼吸困难加重、痰量增加和脓性痰这 3 个必要症状；② 脓性痰在内的 2 个必备症状；③ 需要有创或无创机械通气治疗[4]。

血 CRP 水平有助于判断是否需要抗菌治疗：低于 20 mg/L，抗生素不太可能有益；20～40 mg/L，抗生素可能是有益的，如果存在脓性痰则更支持处方；CRP 高于 40 mg/L，则抗生素可能是有益的。最终是否处方抗生素由医生根据患者健康状况和临床特征综合评估潜在风险和获益作出判断[6,7]。

(2) 抗生素选择：初始经验性抗菌治疗应针对可能的致病菌，这取决于患者的病情、病程、稳定期肺功能分级、既往抗菌药物应用史、既往痰培养和药敏结果、起病场所以及当地 AECOPD 常见致病菌及其耐药情况。同时，对具有预后不良危险因素的患者推荐使用更广谱的抗菌药物方案。

诱发 AECOPD 的致病细菌中，最常见的是非分型流感嗜血杆菌、卡他莫拉菌和肺炎链球菌；铜绿假单胞菌（PA）和肠杆菌科细菌也是常分离到的细菌，尤其是在重度慢阻肺患者；非典型细菌和金黄色葡萄球菌则相对少见[5,8-10]。PA 感染的危险因素包括：① 90 天内住院并抗菌药物静脉应用史；② 既往痰培养 PA 阳性；③ 极重度慢阻肺（$FEV_1 < 30\%$预测值）；④ 近 2 周全身性应用糖皮质激素（泼尼松 > 10 mg/d）[4]。支气管扩张（症）可能也是 PA 感染的危险因素。

初始抗菌治疗建议：① 对无 PA 危险因素患者，无预后不良因素者推荐使用阿莫西林/克拉维酸、多西环素、克拉霉素或阿奇霉素、莫西沙星或左氧氟沙星或奈诺沙星、2 代(如头孢呋辛或头孢克洛)或 3 代头孢菌素(如头孢地尼或头孢泊肟);有预后不良因素者可用阿莫西林/克拉维酸或氨苄西林/舒巴坦、莫西沙星或左氧氟沙星或奈诺沙星、3 代头孢(如头孢曲松或头孢噻肟)或头孢洛林;② 有 PA 危险因素者则可选用覆盖 PA 的 β-内酰胺类或酶抑制剂复合制剂(或联合氨基糖苷类)、环丙沙星或左氧氟沙星。

如果患者可以使用口服药物、并且其病情严重度不需要静脉使用抗菌药物,则给予口服抗菌药物作为一线治疗。静脉使用抗菌药物 2～3 天时,应评估疗效以及转换到口服治疗的可行性。

对于反复发生急性加重、严重气流受限和/或需要机械通气的患者应进行痰培养。已经较长时间使用抗菌药物(特别是广谱抗菌药物)和反复全身应用糖皮质激素治疗的患者,应注意真菌感染可能,特别是近期内反复急性加重的患者。

(3) 疗程:抗菌药物的推荐治疗疗程为 5～7 天,特殊情况可适当延长抗菌药物的应用时间[1,4]。

4. 抗病毒药物

需住院治疗的患者如果有流感的流行病学、临床和实验室依据,推荐奥司他韦抗病毒治疗,在特定情况下也可给予静脉用帕拉米韦或扎那米韦。

对于鼻病毒等其他呼吸道病毒,目前不推荐应用抗病毒药物治疗。

5. 呼吸兴奋剂

一般不推荐使用呼吸兴奋剂[1]。

6. 其他药物治疗

在监测出入量和血电解质的情况下适当补充液体和电解质,注意维持液体和电解质平衡,合理使用利尿剂;注意补充营养,对不能进食者需经胃肠补充要素饮食或给予静脉高营养;对卧床、红细胞增多症或脱水的患者,无论是否有血栓栓塞性疾病史,均需考虑使用肝素或低分子肝素抗凝治疗;痰液黏稠者可以适当使用化痰药[4]。

(四)急性加重的非药物治疗

所有 AECOPD 患者均应积极戒烟[1]。

1. 控制性氧疗

AECOPD 患者的氧疗应以保证 88%～92% 氧饱和度为目标,即控制性氧疗。氧疗 30～60 min 后应进行动脉血气分析,以确定氧合满意而无二氧化碳潴留或酸中毒。给氧途径包括鼻导管或 Venturi 面罩。

高流量鼻导管(high flow nasal cannula, HFNC)氧疗设备通过调节氧流量可以提供可以高达 60 L/min 的流速,从而维持一个较低的气道正压水平,并避免气道干燥,可用于住院 AECOPD 的氧疗。

2. 痰液引流

积极排痰治疗(如刺激咳嗽、叩击胸部、体位引流和湿化气道等)。

3. 机械通气

可通过无创或有创方式实施机械通气,无论何种方式都只是生命支持的一种手段,在此条件下,通过药物治疗消除慢阻肺急性加重的原因,使急性呼吸衰竭得到逆转。无创和有创机械通气的适应证和禁忌证见表 7-1 和表 7-2,在决定终末期慢阻肺患者是否使用机械通气(特别是有创通气)时,还需充分考虑到病情好转的可能性、患者本人及家属的意愿,以及强化治疗条件是否许可。

表 7-2　无创通气在慢阻肺急性加重期的应用指征

适应证:具有下列至少 1 项
　　呼吸性酸中毒(动脉血 pH≤7.35 和/或 $PaCO_2$≥45 mmHg)
　　严重呼吸困难且具有呼吸肌疲劳或呼吸功增加的临床征象,或二者皆存在,
　　如使用辅助呼吸肌、腹部矛盾运动或肋间隙凹陷
　　氧疗不能纠正的低氧血症
相对禁忌证
　　呼吸抑制或停止
　　心血管系统功能不稳定(低血压、心律失常和心肌梗死)
　　嗜睡、意识障碍或患者不合作
　　易发生误吸(吞咽反射异常、严重上消化道出血)
　　痰液黏稠或有大量气道分泌物
　　近期曾行面部或胃食管手术
　　颅面部外伤
　　固有的鼻咽部异常
　　极度肥胖
　　严重胃肠胀气

注:1 mmHg=0.133 kPa

表 7-3　有创机械通气在慢阻肺急性加重期的应用指征

不能耐受无创通气,或无创通气失败,或存在使用无创通气的禁忌证
呼吸或心搏骤停
呼吸暂停导致意识丧失或窒息
意识模糊、镇静无效的精神运动性躁动
严重误吸
持续性气道分泌物排出困难
心率＜50 次/min 且反应迟钝
严重的血流动力学不稳定,补液和血管活性药无效
严重的室性心律失常
危及生命的低氧血症,且患者不能耐受无创通气

（五）治疗失败的原因和处理

10％～20％的 AECOPD 患者可能会对初始治疗反应不佳，此时应分析是否存在以下原因：① 抗感染治疗不当，如初始经验治疗未能覆盖致病菌、继发感染等；② 非感染因素，如肺栓塞、心力衰竭合并症或气胸并发症等。

处理措施包括：① 寻找治疗导致治疗失败的非感染因素；② 重新评价可能的病原体，积极送检微生物学检查并调整抗感染治疗方案。

（六）慢阻肺急性加重的处理流程（表 7-3）

（复旦大学附属中山医院　张静）

参考文献

［1］2020 Global Strategy for Prevention，Diagnosis and Management of COPD https://goldcopd.org/gold-reports/

［2］Wedzicha，JA，et al. Management of COPD exacerbations：European Respiratory Society/American Thoracic Society guideline. European Respiratory Journal，2017. 49(3)：p. 1600791

［3］Chronic obstructive pulmonary disease in over 16s：diagnosis and management. NICE guideline ［NG115］Published date：December 2018 Last updated：July 2019 https://www.nice.org.uk/guidance/NG115

［4］慢性阻塞性肺疾病急性加重（AECOPD）诊治中国专家共识（2017 年更新版）.国际呼吸杂志.2017,37(14)：1041-1057.

［5］Sethi S，Murphy TF. Infection in the pathogenesis and course of chronic obstructive pulmonary disease. N Engl J Med 2008；359：2355.

［6］Christopher C Butler，David Gillespie，Patrick White，et al C-Reactive Protein Testing to Guide Antibiotic Prescribing for COPD Exacerbations. New England Journal of Medicine. 2019 Jul 11；381 (2)：111-120.

［7］Prins HJ，et al. CRP-guided Antibiotic Treatment in acute exacerbations of COPD admitted to Hospital. ERJ. 2019. 53(5)

[8] Ye F, He LX, Cai BQ, et al. Spectrum and antimicrobial resistance of common pathogenic bacteria isolated from patients with acute exacerbation of chronic obstructive pulmonary disease in mainland of China[J]. Chin Med J (Engl), 2013,126(12): 2207 - 2214.

[9] Ma X, Cui J, Wang J, et al. Multicentre investigation of pathogenic bacteria and antibiotic resistance genes in Chinese patients with acute exacerbation of chronic obstructive pulmonary disease. J Int Med Res, 2015, 43 (5): 699 - 710.

[10] Lin SH, Kuo PH, Hsueh PR, et al. Sputum bacteriology in hospitalized patients with acute exacerbation of chronic obstructive pulmonary disease in Taiwan with an emphasis on Klebsiella pneumoniae and Pseudomonas aeruginosa. Respirology, 2007, 12(1): 81 - 87.

第八章

慢性阻塞性肺疾病药物吸入方法

一、吸入装置的选择

吸入性支气管舒张剂和/或糖皮质激素是慢阻肺稳定期的核心治疗药物[1-2]。只有正确使用吸入装置,药物才能进入下呼吸道靶部位发挥治疗作用,并减少不良反应。为了确保患者能够正确使用吸入药物,处方时不仅要考虑给予什么药物,更要考虑给予何种装置以完成药物递送。

吸入药物有干粉、液体喷雾和雾化溶液等形式。根据形式和药物的不同,吸入装置有不同的设计和适用人群[3]。应根据患者的病情、使用偏好和使用能力选择合适装置。总体上吸入装置有气雾剂、干粉吸入剂和小容量雾化器三类,其主要特点和吸入要求如下。

(一) 气雾剂

气雾剂均要求使用者能够缓慢且深的吸气(超过 4~5 s),对患者吸气流速的要求为 10~30 L/min(理想的吸气速度在 30 L/min 左右)。

气雾剂包括以下两类:

1. 加压定量吸入剂(pMDI)

(1) 传统 pMDI：要求手口协同性(即能够揿压阀门时同步缓慢深吸气)。

(2) 共悬浮技术(Aerosphere®)pMDI：要求手口协同性。输出药物微粒比例高,各种成分的剂量和比例恒定。

(3) pMDI + 装有单向阀的储雾罐：适用于手口协同性差的患者。

2. 能倍乐®软雾吸入剂(SMI)：释放出的雾滴微细,软雾运行速度慢、可吸入时间长,对手口协同性的要求略低。

(二) 干粉吸入剂(DPI)

DPI 均要求使用者能够快速用力吸气(2~3 s),这是因为 DPI 的使用需要吸气驱动,对"吸气流速"的要求为 20~60 L/min (理想的"吸气速度"在 60 L/min 左右)。值得注意的是,此处的"吸气流速"是针对药粉的驱动流速,不等同于患者吸气流速。由于装置的结构差异,取得相同"吸气流速"对于不同装置而言,克服内部阻力所需要的吸气能力不同。对于下述 DPI,取得最佳"吸气流速"所需的吸气努力大致为：比斯海乐® < 准纳器®≈易纳器®<都保®。

DPI 包括以下三类：

(1) 单剂量胶囊型(如吸乐®、比斯海乐®)。

(2) 多剂量储库型(如都保® 30/60 L/min)。

(3) 囊泡型(如准纳器®、易纳器®)。

(三) 小容量雾化器

对于无法规范使用手持吸入装置或治疗后仍有显著呼吸困

难影响生活质量的患者,应考虑使用雾化器。使用雾化器时,患者应适当深长吸气并避免过度通气。

二、常用吸入装置使用要点

应在首次处方或更换吸入药物时教会患者正确的使用方法,并在每次随访时检查吸入技术,从而确保患者能掌握吸入技术[2,3]。

一般而言,吸入药物时应做到:① 有合适的吸气流速;② 延长吸药后的屏气时间(一般 10 s 左右),以增加吸气容积;③ 部分装置要求手口协同性。

目前常用吸入装置的使用步骤见《稳定期慢性气道疾病吸入装置规范应用中国专家共识》的附件 1 - 8[3]。

(复旦大学附属中山医院　张静)

参考文献

[1] 2020 Global Strategy for Prevention, Diagnosis and Management of COPD https://goldcopd.org/gold - reports/

[2] Chronic obstructive pulmonary disease in over 16s: diagnosis and management. NICE guideline [NG115] Published date: December 2018 Last updated: July 2019 https://www.nice.org.uk/guidance/NG115

[3] 中国医学装备协会呼吸病学专委会吸入治疗与呼吸康复学组、中国慢性阻塞性肺疾病联盟。《稳定期慢性气道疾病吸入装置规范应用中国专家共识》。中华结核和呼吸杂志, 2019, 42(4): 241 - 253。

第九章

慢性阻塞肺疾病患者的自我管理

慢性阻塞性肺疾病（COPD）是一种常见的慢性气道疾病。据世界卫生组织报道，由于全球人口老龄化和发展中国家非传染性疾病危险因素的增加，全世界每年约有 300 万人死于慢阻肺，占所有死亡人数的 6%[1]。慢阻肺的治疗需要长期坚持、规范执行。因此慢阻肺患者的有效治疗不仅是与医生诊治有关，更与患者的依从性和疾病自我管理意识密切相关。2019 年慢性阻塞性肺疾病全球倡议（GOLD）提出慢阻肺患者有效的自我管理是该类患者控制疾病，提高生活质量的重要手段。尽管慢阻肺患者的自我管理干预已在临床中逐渐应用，但尚缺乏有效的推广和实施，还无法达到理想的临床效果。

目前慢阻肺患者行为认知状况和自我管理的知识相对薄弱，自我管理水平仍偏低，并且随着病程的延长，自我管理的依从性也会逐渐下降。而慢性病自我管理可以增强患者个人的信心，提高参与健康行为的能力，包括在自我意识、身体、情感、社会和医疗资源方面，从而最大限度地提高患者的疾病控制和提高生存质量[3]。

慢阻肺患者的自我管理与预后改善有关，近年来受到越来越多的关注。有研究纳入 215 例因慢阻肺急性加重住院后随访的患者，由呼吸治疗师或护士提供健康教育，出院后至少与患者面访 1 次，持续 2 小时，随后前 3 个月每周 1 次电话随访，以后每月 1 次电话随访，制订行动计划，增强患者的自我管理能力。研究采用慢性呼吸系统疾病问卷（chronic respiratory questionnaire，CRQ）评估慢阻肺患者的自我管理能力（CRQ 包括 4 个方面的内容：呼吸困难、疲乏、精神状态、自我管理能力）。从基线至 6 个月，给予参加增强自我管理计划的患者 CRQ 评分增加了 0.58 分，没有参加计划的患者仅增加了 0.17 分，随访 12 个月，干预组和对照组分别有 55% 和 38% 的患者 CRQ 自我管理能力评分增加了 0.5 分以上，健康教育是影响患者 CRQ 发生自我管理能力提高的重要因素[4]。

慢性疾病自我管理是一种认知、行为医学的策略和方法，通过医护人员教给患者自我管理所需的知识、技能，慢性疾病患者在与疾病斗争的过程中培养出的管理自身症状、治疗、生理状态、心理社会状态和生活方式的能力，这种能力能够使患者真正参与到疾病治疗的过程中，作出认知、行为及心理上的调整，从而提高其疾病控制能力和生存质量。目前，慢性病自我管理方法因其可行性和对慢性病自我管理项目参与者的显著益处，已被世界各国广泛接受。已有研究表明，教育和自我管理项目在 COPD 长期治疗中起着重要的作用，慢阻肺的治疗及护理理念在几十年中发生了患者从被动治疗到主动参与治疗，从医护管理到自我管理的根本性转变。

慢阻肺患者自我管理主要包括三方面内容：就医行为管理、社会角色管理和心理状况管理。

一、医疗行为管理

主要是提高患者就医依从性、规范用药管理、早期识别自身症状和 COPD 急性加重发生、及时寻求医疗建议、戒除不良的生活习惯等。许多研究已证实医患互动式干预措施如医患沟通、提高患者疾病认知、自我调节方案、远程医疗监测等对提高 COPD 患者医疗管理能力卓有成效。

二、社会角色管理

社会角色的管理是指通过社会环境中，包括社会组织、单位、邻居和家人的支持及各种社交活动减轻 COPD 患者的社交孤立感，更好地履行社会角色。可以通过基于信息网络的各种健康教育、病友间的互动讨论、定期的医患交流、有益的健康娱乐活动和综合康复治疗，增加患者的社会接触，使他们尽快恢复正常的社交关系，从而提高其生存质量。

稳定期慢阻肺患者大部分时间在家庭与社会中度过，因此，全面有效地控制疾病除了与患者病情及医疗服务等因素密切相关外，也依赖于患者的自我管理。家庭人员的鼓励对于患者对抗疾病、完善自我管理行为非常重要，因而医护人员有必要将家庭成员或照顾者纳入到患者自我管理的培训中，不断培养他们的知识和技能，督促患者自我管理措施的执行。

三、心理状况管理

心理管理的重点是减少患者的负面情绪如焦虑、沮丧、恐惧和绝望。研究已证实,心理及生活方式的干预可明显减少慢阻肺患者焦虑和沮丧情绪。绝大多数患者害怕失去正常的生理功能、生活能力及社交能力,恐惧疾病的进展和不良的后果。因此,进行任何的自我管理方案时,都应充分考虑患者的担忧、愿望和需求。设立的各种治疗方案都需要患者的理解和配合,通过良好的自我管理方式落实到治疗的整个过程中,提高慢阻肺患者的治疗有效率,改善患者的生活质量和预后。

由医疗保健专业人员提供的自我管理教育和辅导应成为"慢性病护理模式"的主要组成部分。自我管理干预措施的目的是激励,吸引和指导患者积极适应其健康行为,并开发技能以更好地管理其 COPD(日常护理)[5]。内科医生和医疗服务提供者需要超越自我,纯粹的教育/咨询(教学)方法,可以帮助患者学习和应用可持续的自我管理技能。通过让患者获得相关知识和技能,使其成为日常护理中积极的一方。重要的是要认识到,仅对患者教育并不能改变其行为和激励患者,并对改善运动表现或肺功能没有意义[6,7],但可以在提高技能,应对能力方面发挥作用。疾病和健康状况[8]。

当前我国医务人员和患者对自我管理认知尚不足,缺乏以培养患者自我管理行为为主的治疗方案。因此,需提高医护人员和患者对慢性疾病自我管理本质的认识,制定完善有效的自

我管理干预体系,真正地将自我管理理念纳入慢阻肺等慢性疾
病治疗措施中。

(复旦大学附属华东医院　朱惠莉)

参考文献

[1] Roth GA, Abate D, Abate KH, et al. Global, regional, and nationalage-sex-specific mortality for 282 causes of death in 195 countries and territories, 1980 - 2017: a systematic analysis for the global burden of disease study 2017. The Lancet 2018; 392: 1736 - 1788.

[2] Global Strategy for the Diagnosis, Management and Prevention of COPD. 2020 Report. https://goldcopd.org/gold - reports/.

[3] Benzo R, McEvoy C. Effect of Health Coaching Delivered by a Respiratory Therapist or Nurse on Self-Management Abilities in Severe COPD: Analysis of a Large Randomized Study. Respir Care. 2019, 64(9): 1065 - 1072.

[4] Effing TW, Vercoulen JH, Bourbeau J, et al. Definition of a COPD self-management intervention: International Expert Group consensus. Eur Respir J 2016, 48(1): 46 - 54.

[5] Ashikaga T, Vacek PM, Lewis SO. Evaluation of a community-based education program for individuals with chronic obstructive pulmonary disease. J Rehabil 1980; 46(2): 23 - 27.

[6] Janelli LM, Scherer YK, Schmieder LE. Can a pulmonary health teaching program alter patients' ability to cope with COPD? Rehabil Nurs 1991; 16(4): 199 - 202.

[7] Spruit MA, Singh SJ, Garvey C, et al. An official American Thoracic Society/ European Respiratory Society statement: key concepts and advances in pulmonary rehabilitation. Am J Respir Crit Care Med 2013; 188 (8): e13 - 64.

第十章

慢性阻塞性肺疾病的康复指导

一、概述

(一) 肺康复的定义

肺康复是基于患者整体评估进行的为患者量身打造的个体化综合干预,包括但不局限于针对行为改变的运动训练、教育、自我管理干预,目的在于改善慢性呼吸道疾病患者的生理和心理状况,并促进长期坚持改善健康的行为[1]。

慢阻肺患者普遍存在活动耐力下降问题,肺康复已被证实是慢阻肺管理中重要的一部分[2],康复锻炼的实施可减轻呼吸困难症状,改善健康相关生活质量[3],减少急性加重及再入院,且各阶段慢阻肺患者均可从康复治疗中获益[4,5]。

(二) 肺康复的主要目的

国内外文献资料均显示肺康复可以有效改善肺部的通气功能[6];缓解和控制慢阻肺的急性症状及并发症,减少住院[4];消除疾病遗留的功能障碍和心理影响,使患者恢复至最大可能的独立功能程度[7];教育患者如何争取日常生活中最大活动量,并提高其对运动和活动的耐力[8],增加日常生活自理能力,减轻慢阻肺患者的活动功能障碍[6];增加日常活动的参与性,改善抑郁等不良情绪[7]。

(三) 肺康复的适宜人群

1. 稳定期慢阻肺患者[9]。

2. 因急性加重而住院出院后 4 周后[7]的慢阻肺患者。

3. 呼吸困难患者:采用改良英国 MRC 呼吸困难指数(mMRC)评为 3 级或以上者(表 10‑1)。

表 10‑1　改良英国 MRC 呼吸困难指数(mMRC)

mMRC 分级	评估呼吸困难严重程度
0	仅在剧烈运动时出现呼吸困难
1	平地快步行走或步行爬小坡时出现气短
2	由于气短,平地行走时比同龄人慢或者需要停下来休息
3	在平地行走 100 m 左右或数分钟后需要停下来喘气
4	因严重呼吸困难以至于不能离开家,或在穿衣服、脱衣服时出现呼吸困难

4. 慢性咳嗽、咳痰患者。

5. 反复下呼吸道感染者。

6. 存在呼吸系统疾病的危险因素:吸烟、经常接触家中烹调时产生的油烟或燃料产生的烟尘、职业粉尘、蒸汽、烟尘、气体和其他化学物质。

7. 有慢阻肺家族史或儿童时代反复呼吸系统感染者。

(四) 肺康复的禁忌证

1. 患有严重的认知功能障碍以及视力、听力障碍无法合作者。

2. 患有严重器官病变的患者。

3. 明确诊断为活动性肺结核等传染性疾病。

4. 因肌肉骨骼或神经系统疾病而妨碍患者参与运动。

5. 不稳定的心血管疾病。

6. 病情极重,预计生存期不到一年者。

7. 血氧饱和度不稳定者。

二、慢阻肺康复的基本原则

理论上所有稳定期慢阻肺患者均可以开展肺康复治疗[9],但在实际过程中需要考虑到患者经济、获益风险、依从性、合并症等问题,选择可以接受的患者,给予不同程度的康复训练。急性期患者建议出院后 4 周内开展[7],根据患者的一般情况制定由轻度开始的康复训练,较为公认的最佳获益时间为 6~12 周[1]。为了改善患者心肺耐力、力量和/或灵活性,可采取多模式的训练方式,总训练负荷应反应患者的个体需要,并超过患者的日常活动量[10]。

三、肺康复实施流程

了解患者一般情况,评估各项生命体征、吸烟状况、营养状况、自我管理能力、心理健康状况和家庭社会环境、共病情况以及锻炼能力和方式,同时结合个体的慢阻肺特征、合并症,建立个体化康复方案(图 10 - 1)。

选择患者

↓

康复前评估

↓

确定呼吸康复方案

↓

以运动疗法和教育为主的呼吸康复方案的实施

↓

定期随访

图 10 - 1　肺康复实施流程图

四、肺康复常用方法

(一) 有氧运动

有氧运动是增强心肺功能的首选运动方式,也是慢阻肺患者肺康复的重点,包括慢跑、步行、游泳、骑车、跳健身舞等。有氧运动处方通常包括以下几部分。

1. 确定目标心率

目标心率=(220-年龄)×(0.85-0.65)。例如: 60 岁患者的目标心率为 220-60=160,160×0.85=136,160×0.65=104。即 60 岁患者的目标心率可设定为 105~135 次/min。

2. 运动频率

3~5 次/周。

3. 运动时长

每次运动 20~30 min,根据患者身体状况逐渐增加运动时间。

4. 运动程序

通常包括以下步骤: ① 预备运动:一般为 10 分钟左右,可以步行、做体操等；② 运动训练：运动量逐渐加大到目标心率并持续规定的时间；③ 整理运动：逐渐减小运动量，以保持良好的静脉回流和一定的心脏输出量，防止突然停止运动后出现直立性低血压或诱发心血管意外发生，一般维持 5～10 min。

5. 运动强度

可以目标心率为参考值，也可以按照其 6 分钟步行测试（6MWT）结果的 60%～80% 水平设定强度。举例：6MWT 的结果 300 m，则每小时步行距离 3 000 m，高负荷运动强度设定 80%，最大步行距离 2 400 m，折算成 20 分钟内步行 800 m。每次活动后理想状态下达到目标心率，并在停止活动后 5～10 分钟恢复至安静值或出现轻微呼吸急促为止。高强度训练可取得最大生理性获益。中强度训练负荷的增加应建立在患者耐受的基础上。对不能达到强度目标的高龄重度或极重度慢阻肺患者，急性加重患者低强度训练同样有效且不推荐 1 小时以上的运动。

（二）其他康复方法

1. 气道分泌物廓清技术[9]

帮助患者有效清除呼吸道分泌物，保持呼吸道通畅。可以采用体位引流、指导有效咳嗽动作、拍背排痰等。具体动作要领 ① 体位引流：一般采用病变部位在上，支气管开口朝下的体位，躯体倾斜程度视患者耐受程度及分泌物多少而定，一般为 10°～30°，可由轻度开始逐渐增加倾斜度。每日引流次数视引流量和患者自觉症状而定。开始每次 5～10 分钟，可逐渐延长，一般餐前进行。体位引流过程中如感气促、心悸明显或分泌物大量涌出，可能导致意外或窒息，应立即终止，取平卧位或坐位。

引流的同时体外叩拍可增加引流效果,缩短引流时间。② 有效咳嗽:一般取坐位,上身略倾斜,缓慢深吸气,屏气几秒钟后用双手按压腹部,收缩腹肌,用力快速呼气发出"哈"的声音,用力将肺部深处的痰液排出,正常呼吸几分钟后再重新开始,连做2~3次。③ 拍背排痰:以微屈手掌(手曲成杯状,又称"空心掌")利用腕部力量交替地有节律地叩击患者的胸壁。遵循"从外向内,自下而上"的顺序,力度不应引起疼痛或者不舒适。每日3次,每次2~3 min,宜在进餐后2小时进行。

2. 缩唇呼吸

闭嘴经鼻孔吸气2~3 s,然后缩唇用嘴慢慢地呼气4~6 s,就像吹灭蜡烛或吹口哨一样撅起嘴唇呼气,呼出气流能使距口唇15~20 cm 处的纸条吹动为止,尽量将气全部呼出。每次5~10 min,每日1~2次。缩唇呼吸法应在运动中和运动后使用。同时注意放松颈、肩、背的肌肉,不要过度缩唇引起颊肌、腹部周围肌肉的收缩。

3. 腹式呼吸

取卧位,颈背部放松,两膝半屈使腹肌放松,一手放腹部,另一只手置于胸腔,用鼻缓慢吸气,尽量将腹部挺出,胸部尽量保持不动,腹部的手有向上抬的感觉,呼气时撅起嘴唇,缓慢吐气腹肌收缩,腹部的手有下降感。腹式呼吸可增加膈肌活动2~3厘米,提高肺活量500~800 ml,减少功能残气量200~400 ml,在急性发作期能减轻胸腹矛盾呼吸。每次练习8~10 组,每日2~3次。刚开始可以先躺着练习,之后尝试坐着练习,然后再站着练习。之后可在任何活动中使用此呼吸法。

4. 呼吸操训练

缩唇呼气与肢体动作相配合。第一节双手上举、放下,分别配合鼻吸气、嘴呼气;第二节,首先将身体侧面作为双手放置的位置,双手沿体侧交替上移下滑,分别配合吸气、呼气;第三节双肘屈曲握拳,向斜前方交替击拳,在出拳及还原时分别配合吸气、呼气;第四节双腿交替抬起、放下,分别配合吸气、呼气。可视具体情况选择锻炼方法,30 分钟/次,3~5 次/周。

5. 强化呼吸肌锻炼

适度增加呼吸负荷以加强吸气肌力量和耐力,可利用阻力呼吸器装置或者通过神经肌肉电刺激进行。

6. 四肢力量训练

其中下肢训练是肺康复关键性核心内容,能减轻气促症状。方法有步行、骑自行车、爬楼梯、膝盖平举动作等。上肢的锻炼能帮助改善穿衣服、淋浴或做家务等日常活动能力,一般可以选择哑铃或握力器。哑铃建议从 0.5 kg 开始,以后渐增至 2~3 kg,运动时间 20~30 分钟,建议每周做 3 次此类运动。握力器是一种锻炼人手腕、手臂力量的小型健身器材,可以缓解疲劳,使练习者的肌肉更加结实。动作要点:手臂不要动,双肩收紧,小指、环指和中指用力,握至极限坚持 5 秒左右放松,连续握 20 次为一组。

7. 平衡训练

如太极拳、八段锦操,可帮助维持身体的灵活性、柔软性,同时改善胸廓顺应性,增加肺的换气功能[11]。

8. 能量节约技术

事前准备好日常家务或工作活动所需的物品,并放在紧靠活动开始就要用的地方,尽量坐位,减少不必要的伸手或弯腰。尽量左右移动,避免不必要的前后活动。移动物品时用双手,搬动笨重物品时用推车。学会工作中缩唇并缓慢呼气。对于行走不便的患者助行器也是改善其步行距离、通气、呼吸困难的办法。

9. 耐寒锻炼

慢阻肺患者通过耐寒锻炼,可提高适应气候变化的能力,从而增强抗病能力[12]。耐寒锻炼一般从夏季开始,以冷水洗脸、洗脚,每日 1～2 次,每次 5～10 分钟。1 个月后过渡到擦洗四肢乃至全身。冬季因寒冷可改用温水擦洗。耐寒锻炼适用于心肺功能代偿良好的稳定期患者,病情较重者不宜进行。

五、康复过程中运动量的判定

训练过程中的呼吸困难程度通常采用 Borg 疲劳量表评分(表 10 - 2),通过 0～10 分描述呼吸困难强度。要求受试者对呼吸不适的总体感觉来进行分级,0 代表完全没有感觉,而 10 分代表可以想象到的最严重的感觉。

表 10 - 2　Borg 疲劳量表

0	一点也不	5	重度
0.5	非常非常轻	6	5～7 之间
1	非常轻	7	非常严重
2	轻度	8	7～9 之间
3	中度	9	非常非常严重
4	稍重	10	极重

合适的运动强度以上述评分中 3～4 分作为目标强度,即感到微微气喘、适当出汗、可以交谈为宜。如果感觉无法调节呼吸,或者运动后出现超过 20 分钟或 30 分钟的肌肉疼痛,则需把运动强度降至表中 1～2 级。

六、康复效果评估

(一) 呼吸功能评估

1. 呼吸困难评定

呼吸困难评定可以作为运动处方的强度指标,也可作为呼吸康复方案的疗效评估。一般选用主观呼吸功能障碍感受的量表进行,如 mMRC 问卷(见附录一)、Borg 评分量表等。

2. 肺功能检查

直接反映呼吸功能的基本状态和受损程度。采用吸入支气管扩张剂后第 1 秒用力呼气容积(FEV_1)/用力肺活量(FVC) 值。

(二) 运动功能评估

1. 肌肉功能评估

包括① 上下肢肌肉力量测定:通常选择与行走和日常劳作密切相关的股四头肌肌力和上肢握力进行测定。② 呼吸肌力量测定:包括最大吸气压、最大呼气压以及跨膈压的测量,它反映吸气和呼气期间可产生的最大能力,也可作为咳嗽和排痰能力的一个指标。

2. 运动耐力评估

主要通过心肺运动试验、6MWT、往返步行试验等方法测定[13]。

(三) 活动和参与能力评定

1. 日常生活活动能力评定

可选择慢阻肺生存质量评估量表（CAT 问卷）（见附录一）等。

2. 生存质量评定

主要有圣-乔治医院呼吸疾病量表（SGRQ）（见附录二）、BODE 指数、健康调查问卷（SF-36）等。

(四) 急诊就诊率和住院次数评价

临床上评价慢阻肺肺康复效果最直观的指标为康复过程中病情出现重度急性加重而需要紧急就诊的时间、次数、是否住院、以及多次急诊就诊的时间间隔、年发生频率。

七、慢阻肺康复注意事项

康复锻炼应根据患者具体情况量力而行。若急性发作刚控制，患者体质虚弱，宜卧床进行腹式呼吸和缩唇呼吸锻炼。待一般情况好转，体力有所恢复时，可逐渐下床坐位进行。病情稳定、体力恢复良好时，可到室外进行呼吸锻炼。呼吸锻炼虽是提高呼吸效率、改善肺功能的有效方法之一，但决不能代替其他疗法如药物治疗、氧疗等。如出现以下情况建议暂停康复：呼吸困难感明显加重；出现其他症状如胸痛、心悸、疲劳、头晕、发绀等；运动时心率不变或减慢；平静时呼吸次数 >30 次/min；收缩压大幅度下降或舒张压大幅度上升（变化幅度 >10 mmHg）；吸氧状况下 SpO_2 持续低于 90%。

（复旦大学附属华东医院 周伊南）

参考文献

［1］GOLD 2018.

［2］刘佳嘉，张程.慢性阻塞性肺疾病肺康复治疗现状［J］.中国医师杂志，2017，19（11）：1631－1634.

［3］McCarthy B，Casey D，Devane D，Murphy K，Murphy E，Lacasse Y. Pulmonary rehabilitation for chronic obstructive pulmonary disease. Cochrane Database Syst Rev 2015, 2(2)：CD003793.

［4］Mette Rugbjerg, et al. Effectiveness of pulmonary rehabilitation in COPD with mild symptoms：a systematic review with meta-analyses. International Journal of COPD 2015,10：791－801.

［5］JA Alison，et al. Australian and New Zealand Pulmonary Rehabilitation Guidelines. Respirology(2017)，22(4)：800－819.

［6］C. Vogelmeier，V. Lopez. P. Frith，et al. The Global Strategy for Diagnosis，Management and Prevention of COPD(updated 2017)2017.

［7］Puhan MA，Gimeno-Santos E，Cates CJ，Troosters T. Pulmonary rehabilitation following exacerbations of chronic obstructive pulmonary disease. Cochrane Database Syst Rev 2016,12：Cd005305.

［8］裴晓琼，郑则广，et al. 肺康复干预对中重度慢性阻塞性肺疾病患者运动耐力和生活质量影响的研究［J］.中国现代医生，2014，52(19)：35－38.

［9］王辰主译. 呼吸康复基础教程. 人民卫生出版社. 2019，7：21－30.

［10］谢国钢，张鹏宇，金先桥. 国内呼吸康复研究的荟萃分析［J］.中国呼吸与危重监护杂志，2011，(03)：79－82.

［11］Ngai SPC, Jones AYM, TamWWS. Tai Chi for chronic obstructive pulmonary disease（COPD）. Cochrane Database of Systematic Reviews 2016，Issue 6：CD009953.

［12］刘锦铭. 耐寒锻炼是慢阻肺患者安全过冬的法宝［J］.家庭医学，2017，17.

［13］李翔，杨旭. 6分钟步行试验在心脏康复中的作用［J］.中国临床医生杂志，2018，v.46(05)：9－12.

第十一章

慢性阻塞性肺疾病家庭氧疗

慢性阻塞性肺病（慢阻肺）患者由于肺通气及换气功能障碍，引起缺氧和二氧化碳潴留。缺氧会对机体造成不同程度的危害，包括使肺血管的阻力增加、肺动脉高压、慢性肺源性心脏病、心力衰竭、红细胞增多、血液黏稠度升高引起心脑血管疾病，还可造成营养不良。这些危害均可使患者生存率降低。氧气治疗是预防或治疗缺氧的一种手段，所提供的氧气浓度高于空气氧浓度。研究表明，长期家庭氧疗是唯一能提高慢阻肺患者生存率的治疗手段[1-3]。

一、慢阻肺长期氧疗的作用

20 世纪 70 年代，英国和美国分别进行了两项大规模的氧疗临床研究，即英国的 Medical Research Council（MRC）研究[1]和美国的 Nocturnal Oxygen Therapy 研究（NOTT）[2]，观察氧疗是否能够降低缺氧慢阻肺患者的死亡率。两项研究结果均表明，合并低氧的慢阻肺患者（$PaO_2 \leqslant 55 \sim 60$ mmHg），无论是否有二氧化碳潴留，每日 15 小时以上的氧疗可以提高患者生存率。鉴于这两项研究得出的结论,多数指南将长期氧疗作为慢阻肺治疗的重要手段。

长期家庭氧疗(LTOT)是患者在日常生活中需要长期/终生低流量吸氧,常用于慢阻肺、睡眠性低氧血症和运动性低氧血症的患者,慢阻肺患者每天连续使用氧气不得少于 15 小时。

长期家庭氧疗可以改善患者呼吸困难等症状;纠正低氧血症,缓解肺功能恶化;降低肺动脉压,预防或延缓肺心病的发生;增加运动耐力,改善睡眠质量;提高 COPD 患者存活率,延长生存期;提高生活质量,减轻患者及家属的身心负担;降低入院率,减少住院天数,降低住院费用。

二、慢阻肺长期氧疗需注意的几个方面

(一) 什么人需要接受长期家庭氧疗?

不是所有慢阻肺患者都需要长期氧疗。当慢阻肺患者出现以下情况时,可给予长期氧疗:① 低氧血症患者,即呼吸室内空气时,其动脉血氧分压(PaO_2)≤55 mmHg 或动脉血氧饱和度(SaO_2)≤88%;② 动脉血氧分压(PaO_2)56~59 mmHg 或动脉血氧饱和度(SaO_2)≤89%的患者合并有肺源性心脏病、充血性心力衰竭或红细胞增多症(血细胞比容>55%)[4]。

(二) 氧疗的流量

氧疗的流量分为低流量和高流量两种。

低流量:设备提供的氧气流速低于患者的吸气流速,患者在吸氧时会有容积不等的空气被一同吸入,与患者的吸气流速、潮气量有关。一般为 1~2 L/min。

高流量：设备提供的氧气流速高于患者的吸气流速。一般为 $6\sim8$ L/min。

(三) 氧疗的浓度

低浓度：氧浓度<35％

较高浓度：氧浓度 35％～50％

高浓度：氧浓度>50％

(四) 慢阻肺患者吸氧流量及浓度怎样控制?

肺心病及慢阻肺患者需采用持续低流量吸氧的方式,一般为 $1\sim1.5$ L/min,吸入氧气的浓度为 25％～29％。进行活动时可将流量度数调高 0.5 L～1 L。治疗性的长期氧疗需要每日使用 15～24 小时。

需要达到的目标：利用最低的流量使 PaO_2 提升到 60～65 mmHg,或血氧饱和度(SaO_2)提升到 88％～94％[4]。

(五) 吸氧方式

家庭常用的吸氧方式有：鼻导管、鼻塞、面罩。慢阻肺患者适用鼻导管、鼻塞和文丘里面罩。

鼻导管为顶端和侧面开孔的塑料或硅胶导管,可插入双侧鼻孔前庭。有单腔和双腔。鼻塞是用较硬而光滑的塑料、或硅胶材料制成的。分单塞法和双塞法。单塞法是选用适宜的型号塞于一侧鼻前庭内,并与鼻腔紧密接触,另一侧鼻孔开放,吸气时只进氧气,故吸氧浓度相对较稳定。双塞法是两个较细小的鼻塞同时置于双侧鼻孔,鼻塞周围留有空隙,能同时呼吸空气,患者较舒适,但吸氧浓度不够稳定。适合的氧流量为 $1\sim6$ L/min。鼻导管和鼻塞给氧适用于对吸氧流量和浓度不高的患者,如慢阻肺患者。优点：这种吸氧方法设备简单,使用方便。患者耐受性良好,活动自如,方便吃饭和交谈。缺点：吸入氧浓度不稳定,受潮气量、呼吸频率等因素影响。

文丘里面罩：吸氧流量按氧浓度对应所需氧流量来调节,主要适用于对氧浓度有特殊要求的患者,有利于排出二氧化碳,防止呼吸性酸中毒,适用 2 型呼吸衰竭优点：提供恒定氧浓度,患者呼吸模式不影响吸入氧浓度。面罩不必与面部紧密接触,相对舒适。基本无二氧化碳重复吸入。注意事项：确保氧流量与文丘里装置标记一致,才能保证氧浓度准确。

（六）供氧装置

1. 氧气瓶

2. 制氧机

（七）家庭氧疗的注意事项

1. 合理选择吸氧时间。对严重慢性支气管炎、肺气肿,伴明确肺功能异常、氧分压持续低于 60 mmHg 的患者,每日应给予 15 小时以上的氧疗;对部分患者平时无或仅有轻度低氧血症,在活动、紧张或劳累时,短时间给氧可减轻"气短"的不适感。

2. 注意控制氧气流量。一般为 $1\sim1.5$ L/min,且应调好流量再使用。因为高流量吸氧可加重慢阻肺患者的二氧化碳蓄积,引发肺性脑病。

3. 注意用氧安全最重要。供氧装置应防震、防油、防火、防热。氧气瓶搬运时要避免倾倒撞击,防止爆炸;因氧气能助燃,故氧气瓶应放于阴凉处,并远离烟火和易燃品,至少距离火炉 5 m,距暖气 1 m。

4. 注意氧气的湿化。从压缩瓶内放出的氧气湿度大多低于4％,低流量给氧一般应用气泡式湿化瓶,湿化瓶内应加1/2的冷开水。

5. 氧气瓶内氧气不能用尽,一般需留1 mPa,以防再充气时灰尘杂质进入瓶内引起爆炸。

6. 鼻导管、鼻塞、湿化瓶等应定期消毒,以防细菌滋生而导致感染发生。

7. 购买制氧机的患者应仔细阅读说明书后再使用。

三、慢阻肺患者家庭制氧机使用

(一) 制氧机的工作原理是什么?

制氧机工作原理:利用分子筛物理吸附和解吸技术。制氧机内装填分子筛,在加压时可将空气中氮气吸附,剩余的未被吸收的氧气被收集起来,经过净化处理后即成为高纯度的氧气。分子筛在减压时将所吸附的氮气排放回环境空气中,在下一次加压时又可以吸附氮气并制取氧气,整个过程为周期性地动态循环过程,分子筛并不消耗。

(二) 如何选择专业的氧疗制氧机?

专业的氧疗制氧机必须能保证在24小时不间断工作状态下的氧浓度仍能保持恒定(93％±3％)。

1. 分子筛的吸附性能及使用寿命十分重要,并且其安装工艺也是非常关键,并需带有分子筛自动预警装置的制氧机。

2. 要选择制氧机输出的氧气浓度达到3 L/min或以上,制氧浓度可以用仪器或机器自带的氧监控装置来检测。

3. 制氧机的噪声水平最好小于 45 dB,否则会影响本人及他人的休息。

4. 好的制氧机厂家要通过 ISO 国际和 CE 欧洲质量体系认证。

5. 制氧能力要强。较好的压缩机 10～15 L 空气产生 1 L 高浓度氧,普通压缩机 27～30 L 产生 1 L 高浓度氧。

6. 具备累计计时功能。它可以统计氧气机的使用寿命,好的制氧机使用寿命要能保证上万小时。

(三) 使用制氧机注意事项

1. 制氧机须放在干燥,整洁,通风的地方。

2. 空气流通口不应该被堵塞。

3. 湿化瓶中的水位不宜太高(水位以瓶体的一半为宜),否则瓶中的水易逸出或进入吸氧管。每日更换湿化瓶中的水。

4. 要远离任何烟火或可能产生火花的地方至少 2 m。

5. 在运输和存放过程中,严禁横放、倒置、潮湿或阳光直射。

四、何为控制性氧疗和滴定氧疗

慢阻肺氧疗的目的是纠正低氧血症,避免高碳酸血症。氧疗的目标氧饱和度为 88%～92%。控制性氧疗(controlled oxygen therapy):是指氧饱和度在一定的目标范围,而非特异性 FiO_2。滴定氧疗(titrated oxygen therapy):根据目标氧饱和度而调整氧浓度。随机对照研究发现,滴定氧疗减少慢阻肺急性加重死亡率,与高流量氧疗比较,滴定氧疗使慢阻肺急性加重死亡率下降;滴定氧疗出现呼吸性酸中毒和高二氧化碳分压者低于高流量氧疗组[5]。

滴定氧疗的一般原则：首先根据患者情况确定目标氧饱和度（无高碳酸血症风险者：94%～98%；有高碳酸血症风险者：88%～92%）。然后选择合适的吸氧方式后给予氧疗。再次对患者进行评估，若氧饱和度过低，则调高吸入氧浓度；氧饱和度过高，则降低吸入氧浓度。再次评估，若不能达到目标氧饱和度，则需考虑其他通气策略。

五、高流量氧疗在慢阻肺患者中的应用

经鼻高流量氧疗（HFNC）经过不断地临床应用验证，已经逐渐成为部分替代无创通气或传统氧疗的治疗措施。HFNC在我国已经开始进入广泛使用阶段。研究证实，慢阻肺患者使用 HFNC 也可获益[5-7]。

高流量氧疗是指通过提供高流量、精确氧浓度以及加温湿化的空氧混合气体，为患者进行有效的呼吸治疗的方式[8]。可以快速改善患者氧合水平，并保持气道黏液纤毛的正常运转。高流量氧疗具有以下特点：① 可调节的高流量氧气：8～80 L/min；② 精确的氧浓度：21%～100%；③ 适合的加温、加湿：31℃～37℃，100%相对湿度。HFNC通过输送高流速气体的方式，可以维持一定水平的低水平呼气末正压（PEEP），维持肺泡开放，有利于呼气末肺复张和气血交换。可以改善氧合状态；降低死腔通气；减少呼吸做功；给予患者适宜的加温、加湿，保护了气道的纤毛清除功能；增加患者的舒适感和依从性。

HFNC 的应用不仅仅局限于急性呼吸衰竭，同样也可以应

用于慢阻肺、慢性呼吸衰竭患者。在慢阻肺患者中,每日≥7 小时持续应用 HFNC 可以减少慢阻肺急性加重的频率。但由于加用设备尚不完善,价格较高,目前还不具备将 HFNC 作为长期家庭氧疗设备进行全面推广。

(上海市普陀人民医院　杭晶卿　张锋英)

参考文献

[1] Long term domiciliary oxygen therapy in chronic hypoxic cor pulmonale complicating chronic bronchitis and emphysema. Report of the Medical Research Council Working Party. Lancet. 1981; 1: 681 - 686.

[2] Continuous or nocturnal oxygen therapy in hypoxemic chronic obstructive lung disease: a clinical trial. Nocturnal Oxygen Therapy Trial Group. Ann Intern Med. 1980; 93(3): 391 - 398.

[3] Crockett AJ, Cranston JM, Moss JR, et al. Survival on long-term oxygen therapy in chronic airflow limitation: from evidence to outcomes in the routine clinical setting. Intern Med J. 2001; 31: 448 - 454.

[4] 中华医学会呼吸病学分会慢性阻塞性肺疾病学组.慢性阻塞性肺疾病诊治指南(2013 年修订版).中华结核和呼吸杂志. 2013; 36(4): 255 - 264.

[5] Michael A Austin, Karen E Wills, Leigh Blizzard, e al. Effect of high flow oxygen on mortality in chronic obstructive pulmonary disease patients in prehospital setting: randomised controlled trial. BMJ. 2010; 341: c5462.

[6] Bräunlich J, Seyfarth HJ, Wirtz H. Nasal High-flow versus non-invasive ventilation in stable hypercapnic COPD: A preliminary report. Multidiscip Respir Med 2015; 10(1): 27.

[7] Storgaard LH, Hockey HU, Laursen BS, et al. Long-term effects of oxygen-enriched high-flow nasal cannula treatment in COPD patients with chronic hypoxemic respiratory failure. Inc J Chmn Obstn Icc Pulmon Djs. 2018; 13: 1195 - 1205.

[8] 中华医学会呼吸病学分会呼吸危重症医学学组,中国医师协会呼吸医师分会危重症医学工作委员会.成人经鼻高流量湿化氧疗临床规范应用专家共识. 中华结核和呼吸杂志. 2019; 42(2): 83 - 91.

第十二章

慢性阻塞性肺疾病
治疗的评价指标

在已接受治疗的慢阻肺患者中,治疗效果如何是患者最关心的问题;现用于评价慢阻肺治疗的指标有很多种,常用的指标有症状改善、活动耐量(6分钟步行距离等)、外周血嗜酸性粒细胞计数、肺功能检测、慢阻肺急性加重情况、药物的不良反应、肺康复、生活质量、预期寿命等,也会用到综合评估指标包括BODE指数和SAFE指数等。同时,慢阻肺病程长、病情缓慢进展,不仅常常有心理情绪等改变,而且也常合并其他共患疾病,如心血管疾病、糖尿病、肺癌、骨质疏松、焦虑症、胃食管反流等。因此,评估慢阻肺的治疗效果需要医患双方从多个角度进行长期动态的综合评估。现将常用指标具体介绍如下。

一、症状

咳嗽、咳痰、气促或呼吸困难是慢阻肺患者常见症状,呼吸困难不仅慢阻肺的标志性症状,也是评价患者治疗效果的重要指标。呼吸困难情况可以用评分表进行量化,当前常用的评分表有 mMRC 评分表(见附录一)及 eMRCD 评分表(见附录一),其中 mMRC 评分表简便易行,非常适用于患者日常自我评估、自我管理,以便动态观察。同时慢阻肺患者也可以采用 CAT 评分表(见附录一),从整体对慢阻肺症状进行自我评估量化;CAT 评分比 mMRC 评分略复杂但更全面。

二、活动耐量

随病情发展,慢阻肺患者多伴随不同程度的活动耐量减退,如户外活动减少、出门意愿降低、上下楼梯困难,甚至穿衣、吃饭不能自理,严重影响生活质量。此外,活动耐量的减退也是患者因慢阻肺导致死亡的重要预测指标。很多运动试验均可用于评估运动耐量,如 6 分钟步行距离、心肺运动试验、往返疾步走试验等。采用何种运动试验评估也需考虑患者疾病状态、可接受性及耐受性,其中以 6 分钟步行距离最为常用[1],测试在平直坚硬的走廊里,患者在 6 分钟内、以可以承受的最快步行速度所行走的距离[2]。6 分钟步行距离测试方法简单、易于实施、重复性好、耐受性强,该试验可以很好地反映患者日常活动量。

三、肺功能

肺功能检查不仅在慢阻肺的诊断、严重度评估中占据重要地位,而且肺功能相关指标在治疗后数值或者治疗前后的改变值也是评估治疗效果重要指标。当前常用的主要指标有第 1 秒用力呼气容积(FEV_1)、用力肺活量(FVC)、呼气峰流速(PEF)、功能残气量(FRC)、残气容积(RV)、深吸气量(IC)、肺弥散功能(DLCO)、

FEV_1 在 0～12 小时的曲线下面积（$FEV, AUC_{0～12h}$）[3,4]。其中以 FEV_1 的变化值最为常用[5,6]，这主要取决于 FEV_1 在慢阻肺的诊断、分级及病情进展判定中的重要地位，而且 FEV_1 是评价患者对支气管扩张药物反应的客观指标。此外，FEV_1 检测可重复性强、结果稳定，并可通过简易肺功能仪测定。但也要考虑到，FEV_1 对小气道受累评估中敏感度欠佳，且 FEV_1 结果受患者配合程度影响，在评估中需要结合其他肺功能指标予以全面评估。

四、慢阻肺急性加重

慢阻肺急性加重指的是患者呼吸道症状（咳嗽、咳痰、气促、呼吸困难等）急性恶化，需要调整治疗方案甚至住院。研究表明慢阻肺急性加重次数越多、情况越重，肺功能下降速度越快，临床结局越差[7]。预防和治疗慢阻肺急性加重也是慢阻肺管理核心项目，评价患者急性加重情况也是评价慢阻肺整体治疗效果重要指标。降低慢阻肺急性加重也是当前研究的关注点。

用于评价慢阻肺急性加重的指标主要涉及：第一次出现急性加重的时间、急性加重的次数、单次持续时间、多次急性加重间的时间间隔、急性加重年发生频率、病情严重度、中重度急性加重年发生率、是否住院、需要使用无创通气率、是否入住重症监护室、住院时间治疗方案变化、是否使用急救药物、需要辅助通气治疗情况、复发情况等[1,4,5,8-11]。预防慢阻肺急性加重，延缓肺功能下降速度，对慢阻肺患者远期生存质量颇为重要。

五、外周血嗜酸性粒细胞计数

2019 年 GOLD 慢阻肺全球倡议将外周血嗜酸性粒细胞计

数首次纳入指南,指出外周血嗜酸性粒细胞计数在指导患者药物治疗、方案调整中的重要地位。同时,外周血嗜酸性粒细胞计数也是指导应用吸入糖皮质激素以预防慢阻肺急性加重的重要生物学标志之一[12,13]。

六、生活质量

慢阻肺患者尤其是中重度患者都伴随着不同程度的生活质量下降,甚至部分丧失劳动能力甚至生活自理能力。了解患者治疗前后的生活质量情况,也有助于了解患者健康相关的生存状况,同时生活质量也作为许多临床药物试验的研究结局指标之一、用于评估药物疗效。因此,提高患者健康相关生活质量是评估慢阻肺患者治疗效果的另一重要指标。目前有关生活质量的评价多采用量表测定,量表常涵盖对症状、情绪、活动等多方面的评价。现常用的生活质量量表有圣乔治呼吸问卷(SGRQ,见附录二)、慢性呼吸疾病问卷(CRQ)、SGRQ-C、SF-12、慢性呼吸疾病量表(CRDQ)、慢阻肺评估测试问卷(CAT)等[8,9,14]。

七、肺康复

肺康复对于慢阻肺患者为一长期过程,肺康复相关常用的运动试验包括心肺运动试验、6分钟步行距离、往返疾步走试验等。肺康复评估指标包括患者步行能力、耐力时间、耐力强度、运动方式改变、运动反应性、最大运动能力、全身机体功能状态包括呼吸循环、神经肌肉等多方面的评价。这些肺康复的评估指标与呼吸困难等症状、生活质量改善等的评估交叉融合,有效的肺康复也降低了患者慢阻肺急性加重的情况。

八、并发症评估

在慢阻肺治疗过程中,除需要对症状、活动耐量、肺功能、慢阻肺急性加重、肺康复等情况进行评估,也需要重视对慢阻肺并发症、全因死亡风险[4]等的评价,如慢阻肺合并胃食管反流、骨质疏松、高血压、心脑血管疾病、糖尿病、营养状况、心理状态等的评估,全面多角度评估慢阻肺治疗效果,以降低慢阻肺相关不良预后。

九、药物不良反应

慢阻肺为慢性疾病、病程长、需长期用药,为了更有效地获益需要根据药物作用机制、时效不同联合用药,降低不良反应发生。如联合不同作用机制和持续时间的药物进行治疗可以增加支气管扩张的程度,目前联合治疗主要是支气管扩张剂和糖皮质激素之间的联合。长效制剂比短效制剂具有更好的安全性、耐受性和依从性,局部吸入药物较全身用药安全。

慢阻肺为全身性疾病,在慢阻肺的治疗中不仅要针对呼吸系统进行疗效反应评估,更需从整体重视、注重慢阻肺相关并发症的评估,以全面改善患者生存状态、提高生活质量、改善患者预后。

(上海交通大学附属瑞金医院　周敏)

参考文献

[1] Goudie AR, Lipworth BJ, Hopkinson PJ, et al. Tadalafil in patients with

chronic obstructive pulmonary disease: a randomised, double-blind, parallel-group, placebo-controlled trial. *The Lancet Respiratory Medicine*. 2014, 2 (4): 293 – 300.

［2］ATS Committee on Proficiency Standards for Clinical Pulmonary Function Laboratories. ATS Statement Guidelines for the Six-Minute Walk Test. *Am J Respir Crit Care Med*. 2002 Jul 1; 166(1): 111 – 117.

［3］Zhou Y, Zhong NS, Li X, et al. Tiotropium in Early-Stage Chronic Obstructive Pulmonary Disease. *N Engl J Med*. 2017, 377(10): 923 – 935.

［4］Calverley PM, Anderson JA, Celli B, et al. Salmeterol and Fluticasone Propionate and Survival in Chronic Obstructive Pulmonary Disease. *N Engl J Med*. 2007 Feb 22; 356(8): 775 – 89.

［5］Tashkin DP, Celli B, Senn S, et al. A 4-year trial of tiotropium in chronic obstructive pulmonary disease. *N Engl J Med*. 2008 Oct 9; 359(15): 1543 – 1554. doi: 10.1056/NEJMoa0805800. Epub 2008 Oct 5.

［6］Ferguson GT, Rabe KF, Martinez FJ, et al. Triple therapy with budesonide/glycopyrrolate/formoterol fumarate with co-suspension delivery technology versus dual therapies in chronic obstructive pulmonary disease (KRONOS): a double-blind, parallel-group, multicentre, phase 3 randomised controlled trial. *The Lancet Respiratory Medicine*. 2018, 6(10): 747 – 758.

［7］Soler-Cataluna JJ, Martinez-Garcia MA, Roman Sanchez P, et al. Severe acute exacerbations and mortality in patients with chronic obstructive pulmonary disease. *Thorax*. 2005, 60(11): 925 – 931.

［8］Brightling CE, Bleecker ER, Panettieri RA, et al. Benralizumab for chronic obstructive pulmonary disease and sputum eosinophilia: a randomised, double— blind, placebo-controlled, phase 2a study. *The Lancet Respiratory Medicine*. 2014, 2(11): 891 – 901.

［9］Uzun S, Djamin RS, Kluytmans JAJW, et al. Azithromycin maintenance treatment in patients with frequent exacerbations of chronic obstructive pulmonary disease (COLUMBUS): a randomised, double-blind, placebo-controlled trial. *The Lancet Respiratory Medicine*. 2014, 2(5): 361 – 368.

［10］Edwards L, Shirtcliffe P, Wadsworth K, et al. Use of nebulised magnesium sulphate as an adjuvant in the treatment of acute exacerbations of COPD in adults: a randomised double-blind placebo-controlled trial. *Thorax*. 2013, 68 (4): 338 – 343.

[11] Leuppi JD, Schuetz P, Bingisser R, et al. Short-term vs conventional glucocorticoid therapy in acute exacerbations of chronic obstructive pulmonary disease: the REDUCE randomized clinical trial. *JAMA*. 2013, 309 (21): 2223 – 2231.

[12] Bafadhel M, Peterson S, De Blas MA, et al. Predictors of exacerbation risk and response to budesonide in patients with chronic obstructive pulmonary disease: a post-hoc analysis of three randomised trials. *The Lancet Respiratory Medicine*. 2018, 6(2): 117 – 126.

[13] Criner GJ, Celli BR, Singh D, et al. Predicting response to benralizumab in chronic obstructive pulmonary disease: analyses of GALATHEA and TERRANOVA studies. *The Lancet Respiratory Medicine*. 2020, 8 (2): 158 – 170.

[14] The measurement of dyspnea. Contents, interobserver agreement, and physiologic correlates of two new clinical indexes.

附录一

各类常用量表

一、改良英国医学研究委员会呼吸问卷

改良英国医学研究委员会呼吸问卷(mMRC 评分表)	
呼吸困难评价等级	呼吸困难严重程度
□0 级	只有在剧烈活动时感到呼吸困难
□1 级	在平地快步行走或步行爬小坡时出现气短
□2 级	由于气短,平地行走时比同龄人慢或者需要停下来休息
□3 级	在平地行走约 100 m 或者数分钟后需要停下来喘气
□4 级	因为严重呼吸困难而不能离开家,或在穿脱衣服时出现呼吸困难

二、延伸版改良英国医学研究委员会呼吸问卷

延伸版改良英国医学研究委员会呼吸问卷(eMRCD 评分表)	
在过去的三个月,当你感觉处于状态最佳时那项可以最好地描述你的呼吸困难情况	
呼吸困难评价等级	呼吸困难严重程度
□1 级	只有在剧烈活动时感到呼吸困难
□2 级	在平地快步行走或步行爬小坡时出现气短

续 表

呼吸困难评价等级	呼吸困难严重程度
□3 级	由于气短,平地行走时比同龄人慢或者步行 15 分钟后需要停下来休息
□4 级	在平地行走约 100 m 后需要停下来喘气
□5a 级	因为严重呼吸困难而不能离开家,但可独立穿衣和/或洗漱
□5b 级	因为严重呼吸困难而不能离开家,且不能独立穿衣和洗漱

三、慢阻肺患者自我评估测试问卷

慢阻肺患者自我评估测试问卷(分)(CAT 评分表)		
症 状	评 分	症 状
我从不咳嗽	□0 □1 □2 □3 □4 □5	我一直咳嗽
我一点痰也没有	□0 □1 □2 □3 □4 □5	我有很多很多痰
我一点也没有胸闷的感觉	□0 □1 □2 □3 □4 □5	我有很重的胸闷的感觉
当我爬坡或爬一层楼时,我并不感到喘不过气来	□0 □1 □2 □3 □4 □5	当我爬坡或爬一层楼时,我感觉非常喘不过气来
我在家里的任何劳动都不受慢阻肺的影响	□0 □1 □2 □3 □4 □5	我在家里的任何活动都很受慢阻肺的影响
每当我想外出时就外出	□0 □1 □2 □3 □4 □5	因为我有慢阻肺,我所以从来没有外出过
我睡眠非常好	□0 □1 □2 □3 □4 □5	因为我有慢阻肺,我的睡眠非常不好
我精力旺盛	□0 □1 □2 □3 □4 □5	我一点精力都没有
总分		

四、胃食管反流病诊断问卷

胃食管反流病诊断问卷(GERD‑Q 评分表)

回忆过去 7 天当中下列症状发生的频率：

1. 您胸骨后出现灼烧感(烧心)的频率？
   □0 天/周　□1 天/周　□2～3 天/周　□4～7 天/周

2. 感觉到有位内容物(液体或食物)上返到您的喉咙或口腔(反流)的频率？
   □0 天/周　□1 天/周　□2～3 天/周　□4～7 天/周

3. 您感到上腹部中央疼痛的频率？
   □0 天/周　□1 天/周　□2～3 天/周　□4～7 天/周

4. 您感到恶心的频率？
   □0 天/周　□1 天/周　□2～3 天/周　□4～7 天/周

5. 由于您的烧心和/或反流而难以获得良好夜间睡眠的频率？
   □0 天/周　□1 天/周　□2～3 天/周　□4～7 天/周

6. 除医生告知服用的药物外，您额外服用药物来缓解烧心和/或反流的频率？（如碳酸钙、氢氧化铝等抗酸剂）
   □0 天/周　□1 天/周　□2～3 天/周　□4～7 天/周

五、广泛性焦虑障碍量表

广泛性焦虑障碍量表(GAD‑7)

在过去 2 周内，有多少时候你受到以下任何问题的干扰？（在您的选择下打"√"）

	完全不会	几天	超过一周	几乎每天
1. 感觉紧张，焦虑或急切	0	1	2	3
2. 不能够停止或控制担忧	0	1	2	3
3. 对各种各样的事情担忧过多	0	1	2	3
4. 很难放松下来	0	1	2	3
5. 由于不安而无法静坐	0	1	2	3
6. 变得容易烦恼或急躁	0	1	2	3
7. 感到害怕，似乎将有可怕的事情发生	0	1	2	3

六、抑郁症筛查量表

抑郁症筛查量表(PHQ-9)			
在过去 2 周内,有多少时候你受到以下任何问题的干扰?(在您的选择下打"√")			
	从来没有	几天	超过一周	几乎每天
1. 做任何事都觉得沉闷或者根本不想做任何事	0	1	2	3
2. 情绪低落、抑郁或绝望	0	1	2	3
3. 难于入睡、睡不安或睡觉时间过多	0	1	2	3
4. 觉得疲倦或没有活力	0	1	2	3
5. 胃口极差或饮食过量	0	1	2	3
6. 对自己不满,觉得自己做得不好或有负家人期望	0	1	2	3
7. 难于集中精神做事,例如读书或看报纸	0	1	2	3
8. 其他人反应你行动或说话迟缓;或者相反,坐立不安、烦躁易怒、到处走动	0	1	2	3
9. 有想到自己最好去死或自残的念头	0	1	2	3

附录二

圣·乔治医院呼吸问题
调查问卷(SGRQ)

这份问卷是用来帮助我们更进一步了解你的呼吸问题是如何正在困扰你的,以及它是如何影响你的生活的。我们通过它发现疾病在哪一方面对你的影响最大,但这不是医生或护士所认为的那些问题。

请仔细阅读下列指导性语句,若有不明白之处请提问。不要花费太长的时间来决定你的答案。

在完成余下的问卷前,

请选择一个能体现你	很好	好	一般	不好	很差
目前健康状况的描述	□ (1)	□ (2)	□ (3)	□ (4)	□ (5)
并在小框中打"√":					

第一部分

关于在过去 3 个月内有关你的呼吸困难问题,每个问题只选择一个答案。

	1 周中的绝大部分时间	1 周中有几天	1 个月中的几天	仅在有肺部感染时	没有
1. 在过去 4 周内,咳嗽:	□ (4)	□ (3)	□ (2)	□ (1)	□ (0)
2. 在过去 4 周内,我咳过痰:	□	□	□	□	□
3. 在过去 4 周内,我出现呼吸急促:	□	□	□	□	□
4. 在过去 4 周内,我出现喘息发作:	□	□	□	□	□

5. 在过去 4 周内,你有过几次严重的或极不舒服的呼吸困难发作?	超过 3 次 □ (4)	3 次发作 □ (3)	2 次发作 □ (2)	1 次发作 □ (1)	没有发作 □ (0)

6. 最严重的一次呼吸困难发作持续多长时间(若没有严重发作则跳过此题直接回答第 7 题)?	一周或更长时间 □ (3)	3 天或更长时间 □ (2)	1 至 2 天 □ (1)	不超过 1 天 □ (0)	

7. 在过去 4 周内,平均每周有几天是正常的(几乎没有呼吸困难)?	没有 1 天正常 □ (4)	1～2 天正常 □ (3)	3～4 天正常 □ (2)	几乎每一天都正常 □ (1)	每一天都正常 □ (0)

8. 如果你有喘息,是否在清晨醒来时加重?如果没有喘息,直接回答文卷的第二部分。

否 □ (0)　　是 □ (1)

第二部分

一、你将如何描述你目
前的呼吸困难?
请选择一个合适的
框并打"√":

呼吸困难使 我受到最严 重的困扰	呼吸困难使 我受到相当 多的困扰	呼吸困难使 我受到一些 困扰	呼吸困难没有 使我受到困扰
□(3)	□(2)	□(1)	□ (0)

如果你曾经有过工作,
请从中选择一项:

我的呼吸问 题使我完全 终止工作	我的呼吸问 题影响我的 工作或使我 变换工作	我的呼吸问 题不影响我 的工作
□(2)	□(1)	□(0)

二、下面问题是关于<u>这些天来</u>下列哪些活动经常让你觉得喘不过气来。
对每一个问题,请根据你的实际情况选择"是"或"否"并在 框中打"√":

	是	否
<u>静坐或静躺</u>	□(1)	□(0)
<u>洗漱或穿衣</u>	□	□
<u>在室内走动</u>	□	□
<u>在户外平地上走动</u>	□	□
<u>走楼梯上一层楼</u>	□	□
<u>爬坡</u>	□	□
<u>运动性体育活动或运动性游戏</u>	□	□

三、下列问题是关于<u>这些天来</u>你的咳嗽及气喘问题。
对每一个问题,请根据你的实际情况选择"是"或"否"并在 框中打"√":

	是	否
<u>我的咳嗽使我感到痛苦</u>	□(1)	□(0)
<u>我的咳嗽让我感到疲倦</u>	□	□
<u>谈话时会感到喘不过气来</u>	□	□
<u>我弯腰时觉得喘不过气来</u>	□	□
<u>我的咳嗽或呼吸影响我的睡眠</u>	□	□
<u>我很容易感到疲惫不堪</u>	□	□

四、下列问题是关于<u>这些天来</u>你的呼吸困难可能对你其他方面的影响。
对每一个问题,请根据你的实际情况选择"是"或"否"并在 框中打"√":

	是	否
<u>我的咳嗽及呼吸困难让我在他人面前感到难堪</u>	□(1)	□(0)

我的呼吸问题让我的家人、朋友及邻居感到烦恼　　□　　□

当我喘不上气来时我感到害怕或惊恐　　□　　□

我觉得我无法控制我的呼吸问题　　□　　□

我不指望我的呼吸问题能好转　　□　　□

我的呼吸问题使我变得虚弱或致残　　□　　□

体育运动对我来说是不安全的　　□　　□

做任何事情做起来都很吃力　　□　　□

五、下列问题是关于你的治疗情况，若没有经过治疗请跳过这些问题直接回答第六大题。
　　对每一个问题，请根据你的实际情况选择"是"或"否"并在 框中打"√"：

	是	否
我的治疗对我来说没多大帮助	□(1)	□(0)
在他人面前用药让我感到难堪	□	□
我的治疗对我有不良的药物副作用	□	□
我的治疗对我的生活干扰很大	□	□

六、下列问题是关于你的呼吸困难如何对你的活动可能造成的影响。
　　对于每个问题，如果其中的一个或更多项目因你的呼吸困难而受影响，请选
　　"是"，否则选"否"。

	是	否
我花很长时间进行洗脸刷牙或穿衣	□(1)	□(0)
我无法洗澡或淋浴，或需要花很长时间	□	□
我走得比别人慢，或需要停下来歇歇	□	□
诸如家务事要花长时间来做，或需要停下来歇歇	□	□
上一层楼梯时，我不得不慢慢走或停下来歇歇	□	□
若赶时间或快走，我不得不停下来休息或放慢速度	□	□
我的呼吸问题使我在进行诸如上坡、提东西上楼、跳舞、练气功或做操等活动时感到很困难	□	□
我的呼吸问题使我在进行诸如搬运重物、在花园中挖土、慢跑或快走（8 km/h）、舞剑或游泳等活动时感到很困难	□	□
我的呼吸问题使我在进行诸如重体力活、跑步、骑自行车、快速游泳或进行剧烈体育活动时感到很困难	□	□

七、我们想知道你的呼吸问题<u>通常</u>是如何影响你的日常生活。请选择是或否：
（记住必须是<u>因为你的呼吸问题</u>导致你不能做的这些活动才选择"<u>是</u>"）

	是	否
<u>我不能进行体育运动或做运动性游戏</u>	☐(1)	☐(0)
<u>我不能外出娱乐或消遣</u>	☐	☐
<u>我不能外出购物</u>	☐	☐
<u>我不能做家务</u>	☐	☐
<u>我不能走得离床或椅子太远</u>	☐	☐

以下是一些由于你的呼吸问题而（或）无法进行的其他活动项目。（你不必选择是与否，它们只是提醒你气喘对你的影响。）

散步
在家干活
性生活
在天气不好时外出或进有烟味的房间
探亲访友或与孩子玩耍

请在下面写下由于你的呼吸问题而无法进行的其他重要活动：

_____

_____

_____

现在，请选择一项最能反映你的呼吸问题对你的影响的项目并在框中打"√"：	不妨碍我做任何我想做的事情 ☐(0)	有1～2件我想做的事情会受到妨碍 ☐(1)	我想做的大多数事情都受到妨碍 ☐(2)	所有我想做的事情都受到妨碍 ☐(3)